知的生きかた文庫

JN080460

「末梢血管」を鍛えると、血圧がみるみる下がる！

池谷敏郎

三笠書房

まえがき

薬に頼らず、自宅で安全に「数値を改善する」方法！

Tさん（男性・46歳）は血圧が気になる年齢です。

去年の検診では上が145、下が88で、医師に「これ以上、上がったら薬ですよ」と言われてしまいました。

「まずい！　なんとか下げなくては……」

とは思ったものの、実際には1年間、とくに何もしないままに今年の検診を迎えてしまいました。

検査の直前に慌ててネットで調べたところ、血圧を下げる体の「ツボ」があるとのこと。そのツボを必死に押し、深呼吸をすること十数回。

また顔の力を抜いて口を開ける、いわゆる「マヌケ面」が効果的との情報もあり、それも大マジメに実行して検査に臨んだのですが……。

「上が150、下が90、そろそろ治療したほうがいいですね」

との非情な宣告が……。Tさん、ガックリです。

検診前に深呼吸などをして少しでも血圧を下げようとしている人、よく見かけますが、そのような〝泥縄《どろなわ》〟では難しいものです。一時的に効果があったとしても、根本的な解決にはなりません。

Tさんも1年前から少しずつ、正しい方法で努力をしていれば、結果は違っていたはずなのです。

血圧を下げるのはちょっとした「知識とコツ」の積み重ねなのですから――。

＊

みなさん、こんにちは。

池谷医院院長の池谷敏郎です。

本書は、**私がはじめて書く「血圧」の本**です。

もしかしたら、意外に思われた方もいらっしゃるかもしれません。

私はこれまで**「血管を鍛える」**、あるいは**「血管の健康」**を題材とした本を執筆したり、テレビなどで解説したりする機会が多くあったため、「血管の先生」というイメージを持たれている方もいらっしゃるでしょう。

しかし、やはり血管の健康を語る上で、「血圧」の問題を避けて通ることはできません。

血圧についてはここ最近、新しい概念が出てきていることもあり、時機を見ていたのですが、今こそ「血圧」について語ろうと思います。

「血管の老化」と「高血圧」の深〜い関係

では、なぜ「血圧」なのでしょうか。

まず、ひとつめは、**「血圧」が血管に負担をかけ、血管の病気を引き起こす重大な要因だから**です。

血管の健康のバロメータとなるのは**「動脈硬化《どうみゃくこうか》」**です。

若いころは弾力があり、しなやかな血管も、年を重ねるほどに弾力が失われ、硬くなっていきます。さらに、血管が硬くなるだけでなく、血管の内側が盛り上がり、血液の通り道が狭くなってくるのが「動脈硬化」という**〝血管の老化〟**です。

「人は血管とともに老いる」という有名な言葉があるように、血管の老化（＝動脈硬化）が進めば、全身の老化も進みます。

さらに、生活習慣病や喫煙などの〝悪《あ》しき生活習慣〟が加わると、動脈硬化が急速に進行し、**脳卒中や心筋梗塞《こうそく》など「血管事故」の元凶**となります。

最悪の場合、**「突然死」や「寝たきり」「認知症」を招いてしまうこともあり得るの**です。

悪しき生活習慣が深く関わる生活習慣病には、高血圧、脂質異常症、糖尿病、肥満などがありますが、中でも**高血圧は、動脈硬化を進める「最大の危険因子」**と考えられているのです。

血圧は、血管の状態を映す〝鏡〟

血管の老化（動脈硬化）は、最悪の場合「突然死」を招きますが、命が助かったとしても「寝たきり」や「認知症」の原因となり、自分の力で生きる寿命（健康寿命）に大きな影響を与えるのです。

しかし、困ったことに、**血管は私たちに危険が迫りつつあることを、なかなか教えてはくれません。**

たいてい、「血管事故」は何の前ぶれもなく、ある日、突然やってきます。つい昨日まで元気だった人が倒れ、命を落としてしまうケースもめずらしくありません。

実は、**そこで重要な指標になってくるのが「血圧」**です。

なぜならば、**血圧は〝血管の状態を表すバロメータ〟**でもあるからなのです。

後ほど詳しく説明しますが、血圧の数値を見ると、動脈硬化の進み具合もある程度推測することができるのです。

血管の健康を管理したいなら、「血圧を管理・コントロールする」とともに、その

値にも注目して、「血管の状態を知ること」が大切なのです。

キーワードは「末梢《まっしょう》血管《けっかん》」と「中心血圧」

本書は、血管の健康を維持するためにも「いかに血圧を上げ過ぎないか」「いかに高い血圧を下げるか」について、具体的な方法を豊富に紹介していきます。

もちろん「高血圧症」と診断された場合、適切な投薬治療が必要となるケースが多いことも事実です。

しかし、薬だけ飲んでいればＯＫというわけにはいかないのが高血圧というもの。**食事や運動、生活習慣を改善して血圧の安定をはかるとともに、内服中の薬を少しでも減らせるように自分で努力することがとても大事**です。そしてそれは日常生活のちょっとしたコツでできることなのです。

それでは血圧を下げるためには何が必要なのでしょうか。

その答えこそが**「末梢《まっしょう》血管《けっかん》」**にあります。

末梢血管を鍛え、しなやかに開くことで、血圧はみるみる下がっていくのです。

本文であらためて述べますが、「末梢血管」とは手や足など末梢部分にまで血液を届ける動脈の末端部分のことです。

本書は、末梢血管を鍛えて血圧を下げるための池谷式ノウハウを満載したものとなっています。

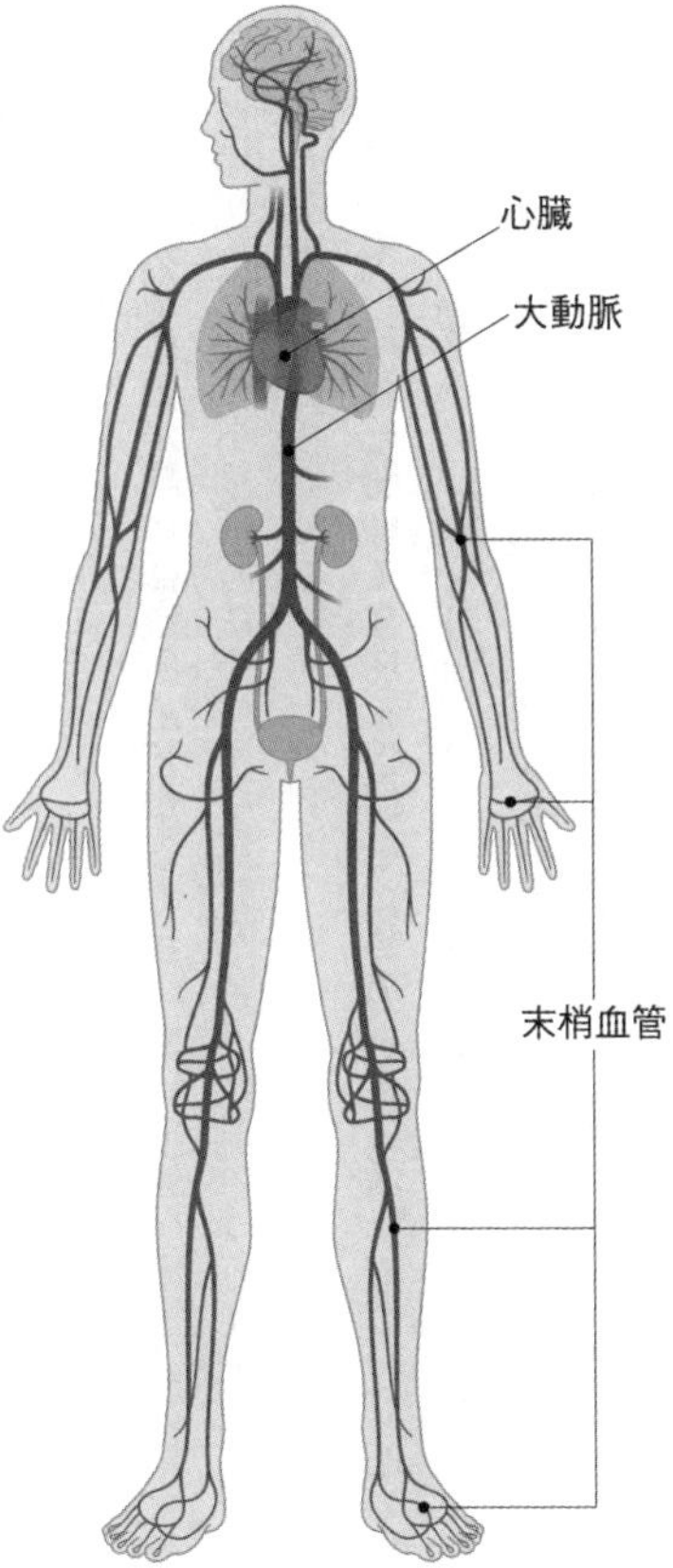

本書の内容をざっと紹介しましょう。

まず、第1章では、最近注目されている「**中心血圧**」の話をします。

さらに、**なぜ末梢血管が開けば血圧が下がるのか**について述べます。

でも「とにかく血圧を下げる方法を今すぐ知りたい！」という方は1章を飛ばして2章から読み始めてくださってもも結構です。

第2章では、**末梢血管を開いて血圧を下げるための「食生活」**について述べます。末梢血管を健康にするスーパー成分、スーパーフードを取り入れて、おいしく楽しく、そして安全かつ効果的に血圧を下げましょう。

第3章は**血圧を下げるための「簡単エクササイズ」**を紹介します。日常生活の中でサッとできる簡単なものばかりです。

第4章は**血圧をむやみに上げない「生活のコツ」**です。みなさん、日常生活の中でいとも簡単に血圧を上げる行為をしてしまっています。ここに気をつけるだけで大いに違います。

第5章は**あなたの血管の状態がすぐにわかる「3つの数字」**を紹介します。これもみなさん、とても興味を持って読んでいただけると思います。

そして、第6章は**高血圧がどんな病気を引き起こすのかという話、および治療・薬について述べます。高血圧の治療を適切に行うことができる〝名医〟とはどんな医師か**についても述べました。

ちなみに、私の方法は、**日常生活に無理なく楽しく取り入れることができ、そして、なんといっても効果が高いのが最大の特徴**です。

どうせ取り組むなら楽しいほうがいいですよね。

「血圧を下げなければ！」と、しかめっ面をして取り組んでも、やる気が起きないでしょう？　逆に交感神経が刺激されて血圧が上がってしまいそうです。

どうか気軽な気持ちで、本書に書いてあることをひとつでもふたつでも、できることから取り入れてみてください。

池谷医院院長・医学博士　**池谷敏郎**

あなたの「中心血圧」は高い？
簡単にできるセルフチェックをしてみましょう！

- □ 手足が冷たい
- □ イライラすることが多い
- □ ストレスが強い
- □ 慢性的な肩こりがある
- □ 肌荒れする
- □ 日中眠い（睡眠不足）
- □ 年齢が60歳以上
- □ タバコを吸う
- □ 塩分を取り過ぎる
- □ 運動不足
- □ 高血圧、脂質・血糖値の異常がある
- □ メタボリックシンドロームないし、その予備群

上記項目のうちひとつ以上にチェックが入る人は、
「中心血圧」が高い可能性があります。
本書を参考に、生活習慣を変えていきましょう！

もくじ

第1章

読んでトクする「高血圧の新常識」！

なぜ、「末梢血管」を鍛えると血圧が下がるのか

第2章 これなら無理なく続けられる！ おいしく食べて血圧を下げよう！

第3章

ストレス解消・肥満解消にも！

ゾンビ体操、1分間正座……超簡単！「降圧エクササイズ」

ワンランク上の知識！

第5章

あなたの血管の状態がわかる「3つの数字」

第6章

「高血圧の治療」と「高血圧が引き起こす病気」

いい医師の選び方は？　服用のコツは？

編集協力◎高橋扶美
人体図版作成◎宮崎信行
本文イラスト◎ひらのんさ
章扉イラスト◎江口修平

第1章

読んでトクする「高血圧の新常識」！

なぜ、「末梢血管」を鍛えると血圧が下がるのか

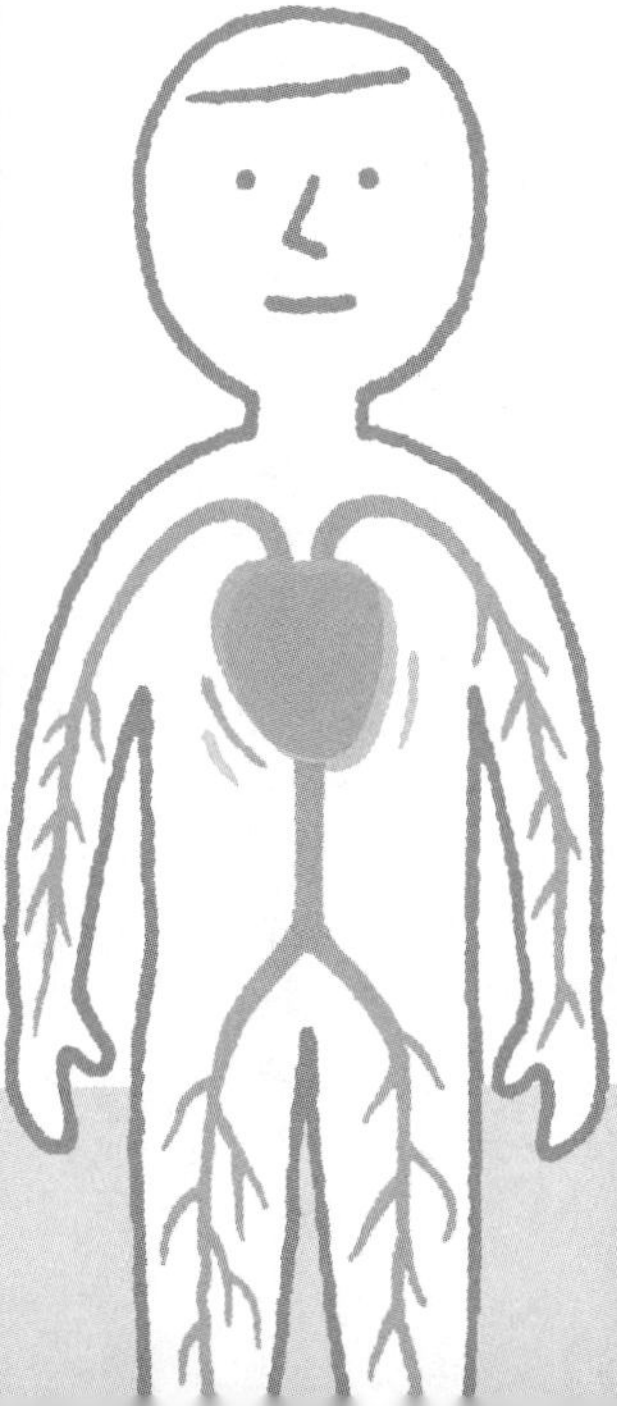

たったこれだけで、薬を一生遠ざけられる！

みなさん、高血圧でお悩みですか？

「血圧が高いと言われたことは一度もない」「私はむしろ低血圧で……」などという方はおそらく本書を手に取られないですよね。

みなさんご自身か、あるいはご家族やまわりの方が高血圧でお悩みかと思います。

高血圧の方は本当に多いです。

現在日本では、高血圧者の数は、４３００万人と推定されています。しかし、放置できないレベルの高血圧であっても治療を受けていない人も多く、その数はおよそ１８５０万人と推定されています（日本高血圧学会『高血圧治療ガイドライン２０１９』）。

高血圧は高齢者になるほど増え、現在70代の2人に1人は薬を飲んでいるという調査結果が出ています（厚生労働省「令和元年国民健康・栄養調査」）。

みなさんの中にも高血圧で治療をしていて、薬を飲んでいる方も多いことでしょう。

薬に関して言えば、

「血圧の薬は飲み始めると一生飲まなければいけない」

と思っている人も多くいますし、私も患者さんからよく聞かれることです。実際に主治医にそのように言われたという人も少なくないでしょう。

しかし、そんなことは決してありません。

生活習慣を改善することで、薬を減らしたり、やめたりすることだってできるのです。

とくに現在、生活習慣に問題がある人、たとえば暴飲暴食によってメタボになっているという人ほど、改善の余地があります。

健康的な生活習慣に自信のない方は、このタイミングを「チャンス」と思って、ぜひ生活改善に取り組んでいただきたいと思います。

そもそも「血圧」って何？

血圧をいかに下げるかという話の前に、まず**「血圧とは何か」**簡単に説明しておきましょう。

血圧とは、心臓が体の隅々にまで血液を送り出すときに**「血管の壁にかかる圧力」**です。**「血液が血管を押す力」**と言ってもいいでしょう。

ホースに水を流すところをイメージしていただくとわかりやすいでしょう。①水の勢いが強かったり、②水の量が多かったり、③ホース自体が狭くなっていたりすると、ホースにかかる力（圧力）は高くなりますね。

心臓は、ポンプのように「収縮」と「拡張」を繰り返しながら、全身に血液を送り出します。左図のように、「収

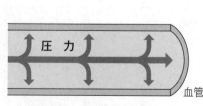

血圧は血液の流れる勢いではなく、
「血管の壁にかかる圧力」

縮」した瞬間に血液が送り出され、「拡張」とともに全身から血液が戻ってきます。

この心臓が血液を送り出している（収縮している）ときの最高圧を**「収縮期血圧」**、いわゆる**「上の血圧」**といいます。そして拡張しているときの最低圧が、**「拡張期血圧」**、いわゆる**「下の血圧」**です。

血圧は全身のすべての血管にかかっていて、部位によって数値も異なりますが、通常は血圧といえば、上腕で測る血圧のことを指し、これを**「上腕血圧」**と呼びます。

心臓は“ポンプ”

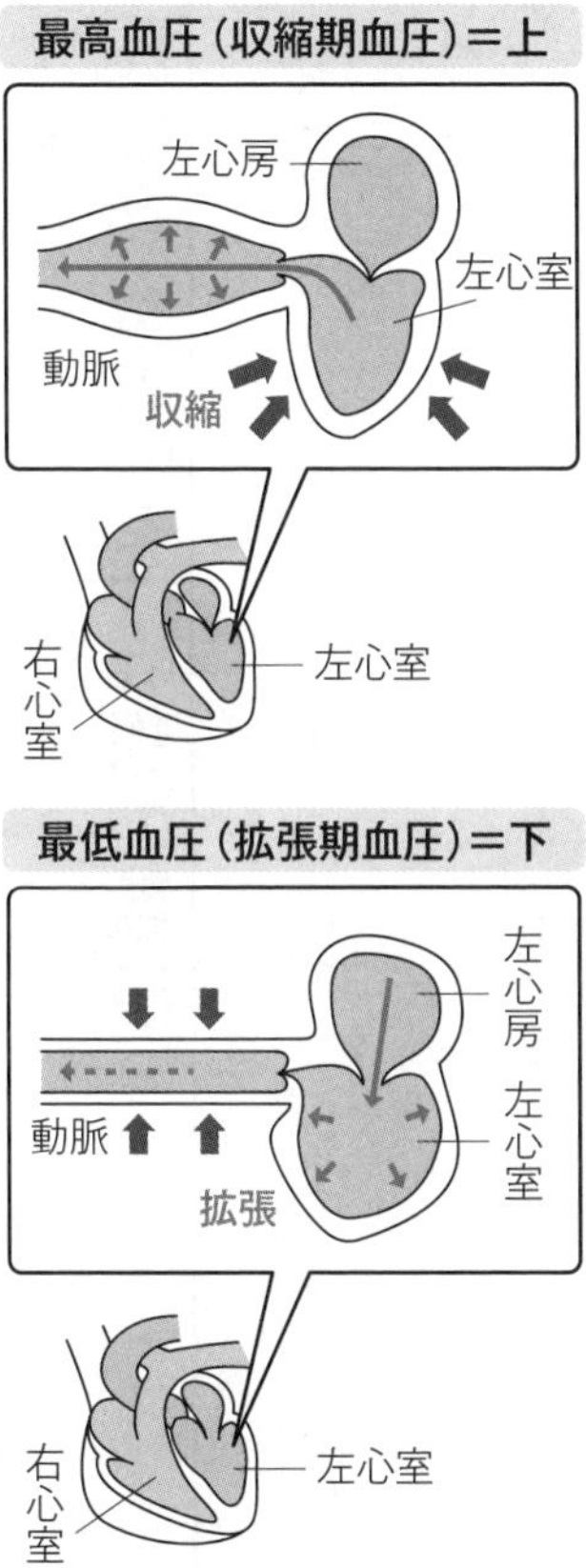

知っておきたい「血圧の新基準」と「理想の数値」

日本における高血圧の基準値は、**「140／90mmHg《水銀柱ミリメートル》以上」（診察室血圧）**とされています。

この値は時代とともに移り変わってきていて、1987年には「180／100mmHg」（以下単位省略）だったものが、どんどん引き下げられてきた経緯があります。

また現在、アメリカでは高血圧の基準は「130／80」となっています。**日本も将来的には高血圧の基準値が引き下げられる可能性はある**と思います。

ところが、高血圧の基準値の話になると、よくこのような意見が出ます。

「高血圧患者を増やして製薬会社を儲けさせようとする陰謀ではないか」

「個人差があるのだから血圧の基準値など意味がない」

高血圧の人からは「そうだ、そうだ！」と歓迎されそうな（？）意見ですが、ちょっと待ってほしいのです。

高血圧の判断基準（成人/mmHg）

分類	診察室で測る血圧 収縮期血圧（上の血圧）		診察室で測る血圧 拡張期血圧（下の血圧）	家庭で測る血圧 収縮期血圧（上の血圧）		家庭で測る血圧 拡張期血圧（下の血圧）
正常血圧	120未満	かつ	80未満	115未満	かつ	75未満
正常高値血圧	120～129	かつ	80未満	115～124	かつ	75未満
高値血圧	130～139	かつ／または	80～89	125～134	かつ／または	75～84
Ⅰ度高血圧	140～159	かつ／または	90～99	135～144	かつ／または	85～89
Ⅱ度高血圧	160～179	かつ／または	100～109	145～159	かつ／または	90～99
Ⅲ度高血圧	180以上	かつ／または	110以上	160以上	かつ／または	100以上
（孤立性）収縮期高血圧	140以上	かつ	90未満	135以上	かつ	85未満

※色アミ部分が一般的にいう高血圧（日本高血圧学会『高血圧治療ガイドライン2019』より）

高血圧の基準は決して国の方針や製薬会社の陰謀によって決められているのではなく、ちゃんと医学的根拠によって定められています。

いままでは血圧をどこまで下げればいいのか、なかなかはっきりしたことがわからなかったのですが、近年では研究が進んで、**やはり血圧が高い人ほど脳卒中や心筋梗塞などの「血管事故」で死亡する率が高いことが明らかとなってきた**のです。

そしてその数値は「上の血圧が140、下の血圧が90」で、**これ**

を超えると急に、死亡リスクが高まるのです。

このため140／90以上が高血圧の基準値となっているのです。

さらに、**120／80未満の場合がもっとも循環器病のリスクが低い**ため、**「至適血圧」**とされています。血圧が130〜139／80〜89であっても、120／80未満の人に比べると、心血管系死亡リスクは1・5倍以上高いといわれます。このためアメリカでは130／80を高血圧の基準としているのです。

もちろん個人差はあります。しかしこの基準内に血圧が収まっていれば、脳卒中や心筋梗塞などの血管事故を起こさず、健康で長生きできる確率が高いのです。この範囲に入っていたほうが断然安心なのです。

高血圧は〝沈黙の殺し屋《サイレントキラー》〟——「血管事故」を防ぐためには

「血管事故」、怖い言葉ですね。

心筋梗塞、脳卒中、大動脈瘤《りゅう》の破裂など、血管が原因となって起こる病気を私はこう呼んでいます（それぞれについては第6章で）。

これらの病気は、血圧が高い状態が続くことにより、動脈硬化が進むなどして起こりやすくなります。

常に高い圧力がかかった状態が続くことで、血管には相応の負担がかかり、徐々に傷《いた》んできます。

傷んだ血管はだんだん厚く硬く、しなやかさを失ってもろくなります。

内壁にはコレステロールがたまりやすくなり、血液

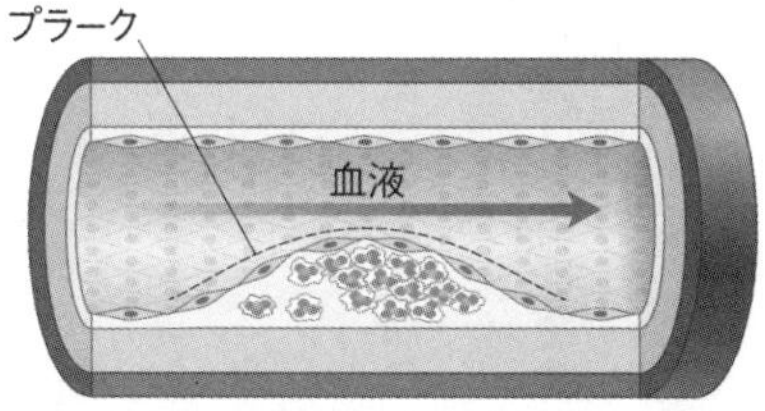

コレステロールなどが内壁にたまって
狭くなった血管

の流れる血管の内腔がコレステロールを含む血管壁のコブ（プラーク）によって狭くなっていきます。これが「動脈硬化」です。

動脈硬化は誰でも年齢とともに起こるものですが、**高血圧を放置すると実年齢以上に動脈硬化が進み、血管が衰えていきます。**

高血圧はよく**「サイレントキラー」（沈黙の殺し屋）**と呼ばれます。知らず知らずのうちにも動脈硬化を進行させ、ある日突然、命に関わる病気を起こすのです。

上の血圧（収縮期血圧）が10mmHg上昇すると脳卒中のリスクが男性で約20%、女性で約15%高くなるという統計があります。

血圧が高くても放置している人は落石の中、ヘルメットもかぶらずに歩いているようなもの。大変恐ろしいことと心得ましょう。

重要ポイント

高血圧を放置していると、血管の老化スピードを速め、重大な病気を引き起こす！

高血圧で傷つきやすい動脈と主な疾患

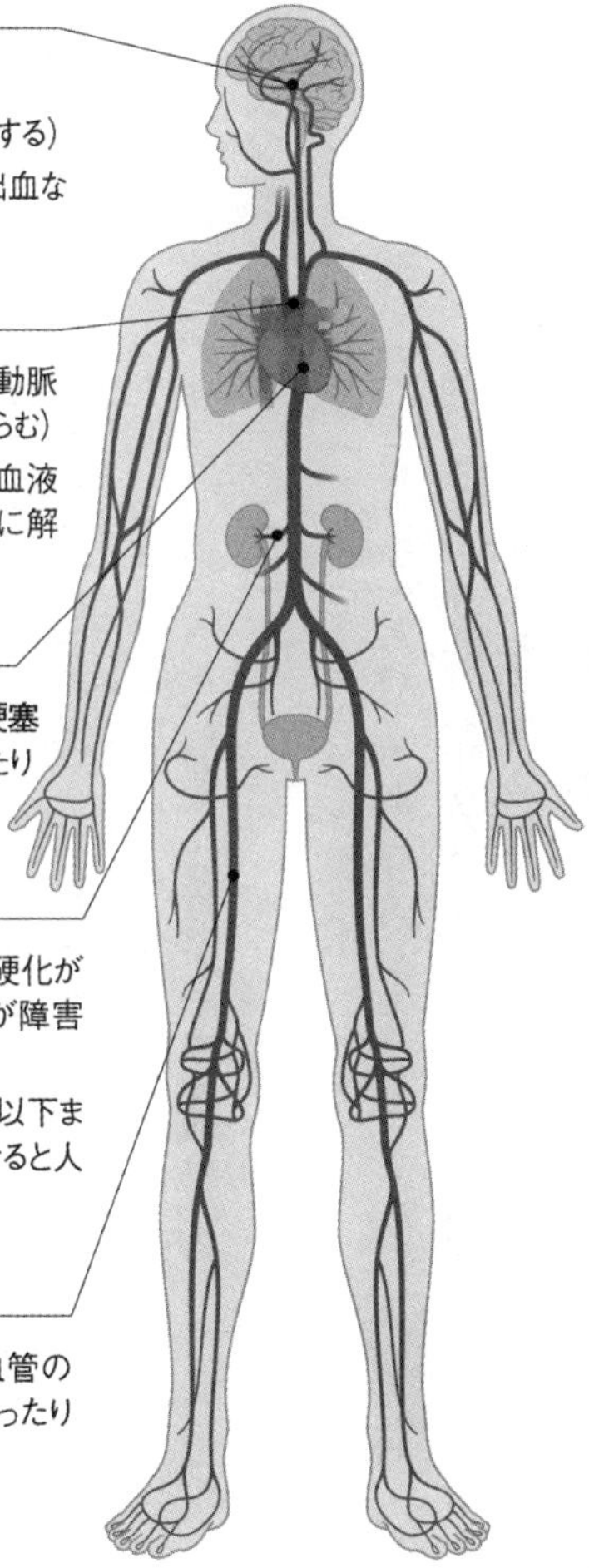

脳動脈

- **脳梗塞**（脳の血管が詰まる）
- **脳出血**（脳の血管が破れて出血する）
- **脳血管性認知症**（脳梗塞や脳出血などの後遺症として認知症になる）

大動脈

- **大動脈瘤**（動脈硬化によって大動脈の壁がもろくなり内圧に負けて膨らむ）
- **大動脈解離**（大動脈壁が裂け、血液が流れ込んで壁が内側と外側に解離する）

冠動脈

- **虚血性心疾患：狭心症、心筋梗塞**（冠動脈が狭くなったり、詰まったりする）

腎動脈

- **腎硬化症**（腎蔵の血管に動脈硬化が生じ、腎臓が硬く萎縮して機能が障害される）
- **腎不全**（糸球体の機能が60％以下まで低下した状態。10％以下になると人工透析治療が必要になる）

末梢動脈

- **閉塞性動脈硬化症**（下肢の血管の動脈硬化が進み内腔が狭くなったり詰まったりして血流が不足する）

「中心血圧」医学界も大注目の数値

「私は上の血圧が135だから、まだギリギリ高血圧ではない」

「自分は薬を飲んでいて、上が120ぐらいに収まっているから、まあまあかな」

みなさん、このようにご自分の血圧の値はだいたいご存知のことと思います。

ところが、みなさんが考えている「血圧」とは別に、もうひとつの「血圧」があると知ったら驚きますか？

その「もうひとつの血圧」というのが、**心臓に直結する大動脈の圧であり、心臓への直接的な負荷となる「中心血圧」**です。

「中心血圧？　聞いたことがない」という人もいらっしゃるでしょう。

「中心血圧」は、一般的な腕で計測する「上腕血圧」とは異なる大動脈の血圧で、通常の血圧計では測定することができません。それでも**心臓の受ける負荷の大きさを知**

る**上で、とても重要な指標**なのです。

「中心血圧」は近年、世間に知られ始めたもので、医学の世界でも注目されており、今後の血圧治療において欠かせない数値となってくると考えられています。

「中心血圧」は本書の主旨にも大きく関わってくる〝キーパーソン〟ですから、ちょっとだけ難しいかもしれませんが、説明させてください。

「中心血圧」=「大動脈への圧」

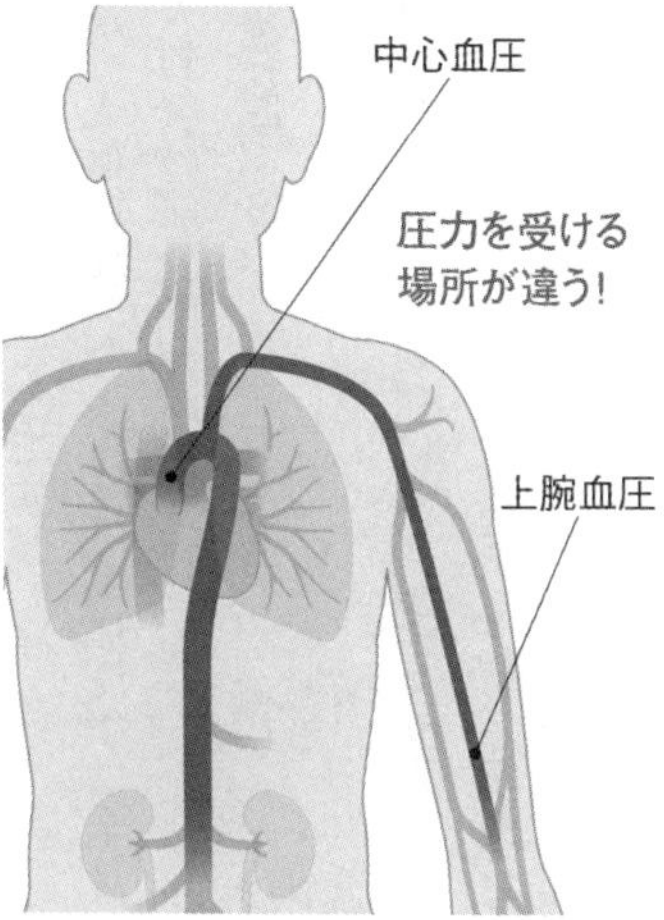

中心血圧は「2つの血圧」が重なったもの

先ほど述べたように、普通、血圧というと、腕で計測する「上腕血圧」のことを指します。

上腕血圧は何を表しているかというと、心臓から血液を送り出したときの、上腕(二の腕)の動脈に生じている血圧のことです。

また、先ほど述べたように、「血圧」は全身のどこにでも生じます。当然、心臓に近い大動脈の部分にも圧が生じています。この**心臓に直結する大動脈に生じる圧が「中心血圧」**です。


心臓に直結する大動脈には、まず、25ページの上図のように、心臓から血液が送り出されるときに、圧が生じます。これを**「送り出す圧」**と呼びます。これはみなさんもイメージしやすいでしょう。

ところが、こちらは見落とされやすいのですが、心臓が血液を送り出したとき、大動脈には**「別の圧力」**がかかってくるのです。それは**逆に大動脈の側から跳ね返ってくる「圧」**です。

この圧を**「跳ね返ってくる圧」**と呼びます。

つまり、心臓に直結する大動脈には、心臓が血液を**「送り出す圧」**と、心臓に向かって**「跳ね返ってくる圧」**とがあるのです。

ちょっと難しいですね。

「電車」と「乗客」でたとえてみましょう。

満員電車からたくさんの乗客が駅に降りようとするときのことを考えてみてください。人がギュウギュウに乗っている車内から人がワーッと駅のホームになだれ込みます。これが心臓から「送り出す圧」です。

しかし、駅で待っていた乗客がまだ降りている乗客がいるにもかかわらず、われ先にと電車に乗り込もうとしてきました。これが「跳ね返ってくる圧」です。

いかがですか？　なんとなくでもイメージできたでしょうか。

心臓が血液を送り出すとき、直結する大動脈には、「2方向からの異なる圧」が重なり合ってかかっているのです。

重要ポイント

「送り出す圧」と「跳ね返ってくる圧」の2つの圧がある！

心臓には すべての血管から「跳ね返りの圧」が集まってくる

「血管から跳ね返ってくる圧」といいましたが、これは決して「動脈の入り口（の血管）」周辺だけの話ではないのです。**「圧」は全身の血管から跳ね返ってきます。**

「全身の血管から跳ね返る圧？」とみなさんの頭に「？」が浮かんでいるかもしれませんね。

心臓から送り出された血液は、そのまま何の抵抗もなく血管を流れていくわけではありません。

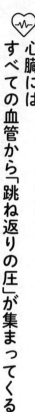

心臓からすぐの大動脈は直径25～30ミリほどありますが、血管は左ページの図のように分岐しながら末端にいくにしたがって次第に細くなっていきます。分岐点や末端の細い血管では血液はスムーズに流れにくく、そこに血流に対する抵抗が生じます。その結果として血管のあちらこちらで「圧」が生じます。

さらに、血管自体が動脈硬化を起こして硬くなっていたり、内腔が狭くなっている

太い血管から細い血管へ。そこに"抵抗"が生まれる

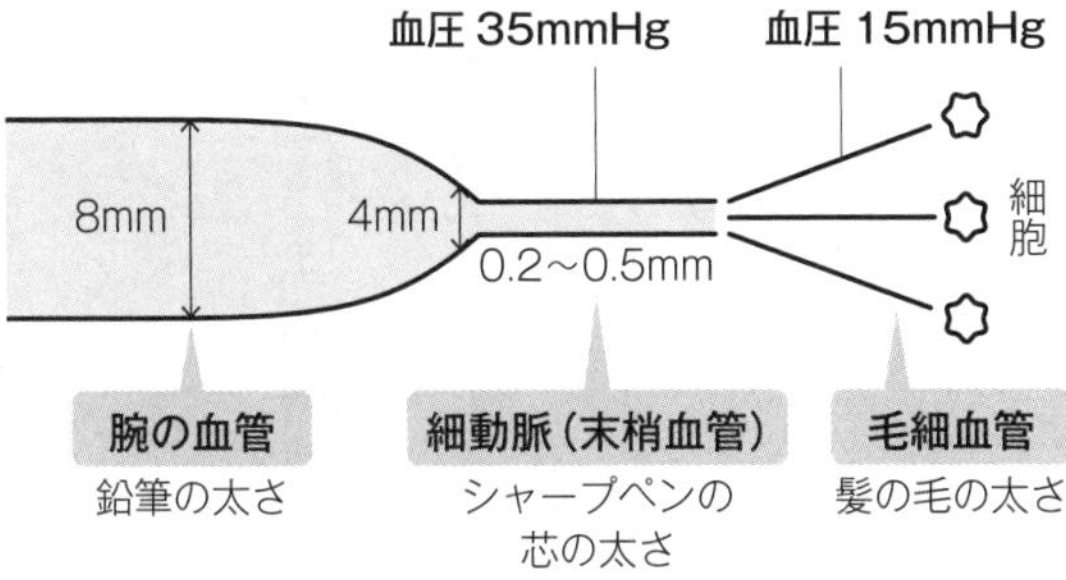

と抵抗はより増加して、圧の伝わってくるスピードも上昇します。

先ほどの「ホース」と「水」を頭に描いてみてください。

ホースのどこかをギュッとつまむと、その部分で生じた「圧」は、ホース自体の圧を高めてパンパンに膨らませながら蛇口へと達しますね。

それと同じで、**末端で生まれた「圧」はポンプである心臓に向かって全身にはりめぐらされたあちこちの血管から戻ってくる**のです。

それぞれの分岐点や一本の動脈の末端で生じる圧はちょっとしたものであっても、**体中の血管から心臓めがけて一斉に戻ってきたときは、それなりに大きな圧となります。**

この心臓に戻ってくる血管全体からの「跳ね

返りの圧」と、心臓が血液を「送り出す圧」とが重なったものが「中心血圧」となるのです。

中心血圧は「動脈硬化」と連動する

血管が動脈硬化を起こして硬くなったり、狭くなったりしていると、心臓に対する「跳ね返りの圧」は大きくなります。

逆に血管がやわらかいと、送り出された血液が血管にぶつかっても、「跳ね返りの圧」は小さくなります。

ボールを壁にぶつけたときのことを考えてみてください。

壁が硬いとき、投げたボールは、すぐに、そのままの勢いの強い力で跳ね返りますね。逆に壁がふんわりとやわらかい素材のものだと、投げたボールはゆっくり、弱い力で跳ね返ります。

やわらかい血管は、衝撃を吸収できる

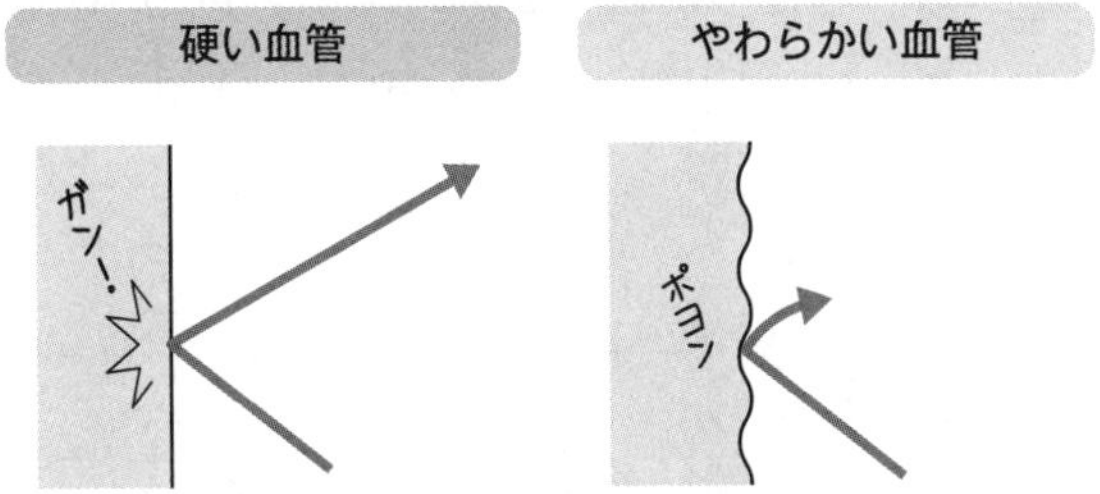

衝撃を吸収できる

血管もこれと同じです。

動脈硬化が進行しているほど血管壁が硬くなり、「血管からの跳ね返りの圧」も「心臓が送り出す圧」も強くなり、中心血圧が高くなるのです。

中心血圧が高いと なぜ心臓に負担がかかるのか

言うまでもなく心臓は血液を全身に送り出すのが仕事です。

ところが血管からの「跳ね返りの圧」が強いとどうなるのでしょうか。

当然ながら、心臓には大きな負担となりますね。

「跳ね返りの圧」を受けながら、血液を送り出すという「難題」をクリアしないといけないわけです。

そうすると、**必然的に強い力で血液を押し出すことになり、心臓には大きな負担がかかり続けます。当然、動脈の圧も高い状態が続くので、動脈硬化にも拍車がかかります。**

事実、**中心血圧が高いと、心臓病や血管事故を起こす確率が高まる**ことが、すでに多くの研究で明らかになっているのです。

心臓は1日に約10万回打つ（拍動《はくどう》する）といわれます。「塵《ちり》も積もれば」ではありませんが、それが1日、1カ月、1年と、時間の経過とともに心臓にも、血液を送り出される血管にも大きな負担になることは容易に想像できるでしょう。

たとえて言うなら、背中に重りを乗せられて腕立て伏せをするようなものです。

重要なことなので、繰り返しますが、**中心血圧が高いということは、心臓に過剰労働を強いるとともに、血管にとっても大きな負担となる**のです。

中心血圧と上腕血圧は“ピーク”が違う！

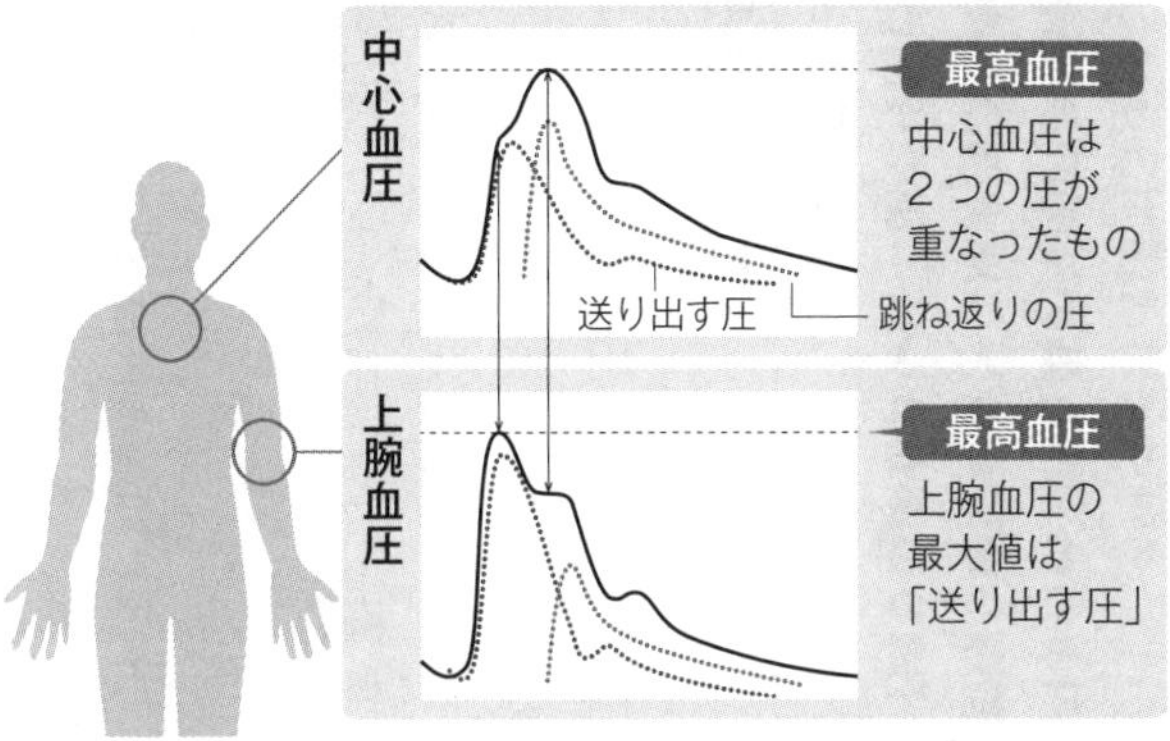

中心血圧 VS. 上腕血圧 その違いは？

ところでこの「中心血圧」と「上腕血圧（上の血圧）」はどう違うのでしょうか。

これまでご説明してきた通り、中心血圧は、「心臓が血液を送り出す圧」に、心臓へ戻る血管からの「跳ね返りの圧」が重なったものです。

そして、**成人においては、中心血圧の最大値は主に「跳ね返りの圧」**になっています。

一方、上腕血圧もまた、2つの血圧が重なっているのですが、その**最大値は、心臓が血液を「送り出す圧」**になっているのです。

そのため、**上腕血圧を測定しても、その最大値は、中心血圧の最大値とはまったく異なる場合が多い**のです。

ですから、「中心血圧」と「上腕血圧（上の血圧）」は、値が違ってきます。たとえば、上腕血圧が同じ140であった場合、若い人では中心血圧が145だけれど、70歳の人は全身の血管の動脈硬化が進行していることから「跳ね返りの圧」が大きくなり、中心血圧が160などという数値を示すことがあるのです。

重要ポイント

中心血圧は、

「心臓から送り出される血液の量」

「その血液を受け入れる血管の抵抗」

「全身の血管から跳ね返ってくる圧」

の3つの要因で決まります。

中心血圧がもっと身近に!?　簡単に測る方法

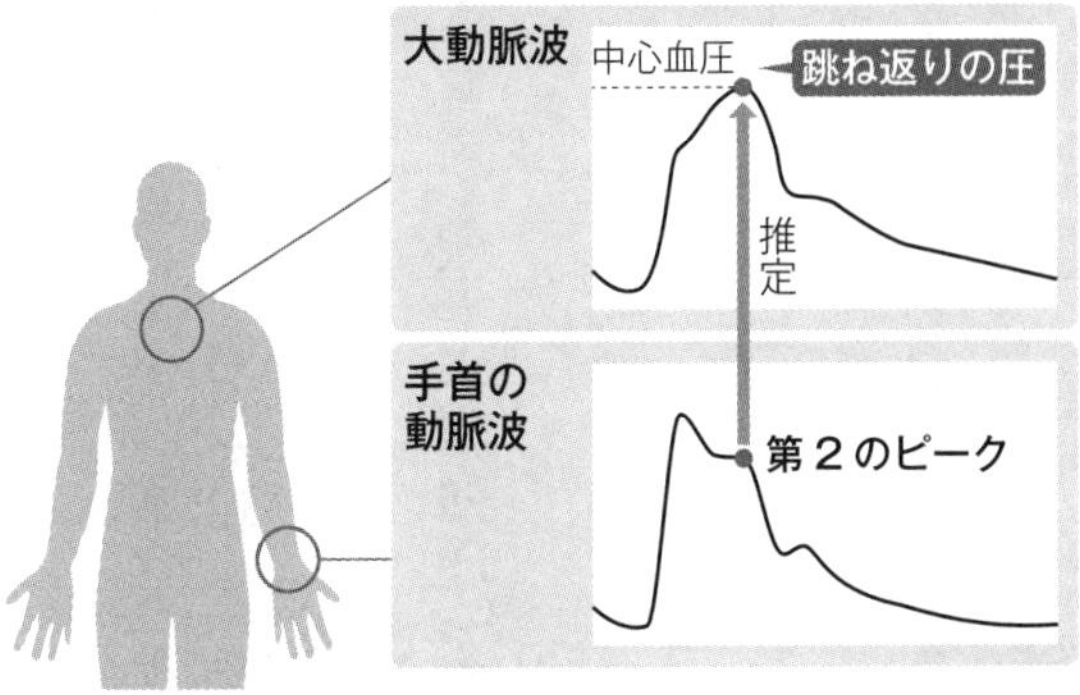

「中心血圧」はどうやって測る？

ではこの「中心血圧」、どうやって測るのでしょうか。

中心血圧は、心臓に近い大動脈（大動脈起始部）で測りますが、その値はかつては、心血管にカテーテルを挿入する「心臓カテーテル検査」をしないと測れませんでした。

しかし、**最近では手首で簡便に中心血圧を推定できる機器が開発されました。**手首の血圧を波形で描き、その波形から「跳ね返りの圧」の成分をとらえることで、**ほぼ正確に中心血圧を割り出すことができるようになった**のです。

これが近年、高血圧診療を行う臨床においても「中心血圧」が注目されるようになった理由です。

まだ一般家庭用のものは普及していないようですが、専用の機器を備えた医療機関を受診すれば、保険適用で測ることができます。

もちろん、「上腕血圧」も大事な指標です！

ところで「中心血圧」がそれほど大事というならば、上腕血圧の値はあまり意味がないのでしょうか？

いえいえ、そんなことはありません。

一般的な上腕血圧と脳心血管系疾患や腎疾患などの関係を示す研究は多く、**上腕血圧を正常に保つことの重要性はゆるぎない**ものです。

ただし、上腕血圧の測定だけでは評価できない**「心臓に直結する大動脈の圧」**、すなわち「中心血圧」というものが存在し、その値もまた心血管系疾患と強い関連性があることが、近年明らかとなってきたのです。

すなわち、今後は、**上腕血圧の良好なコントロールとともに、中心血圧を下げるような生活習慣の改善や治療薬の選択がより重要となる**のです。

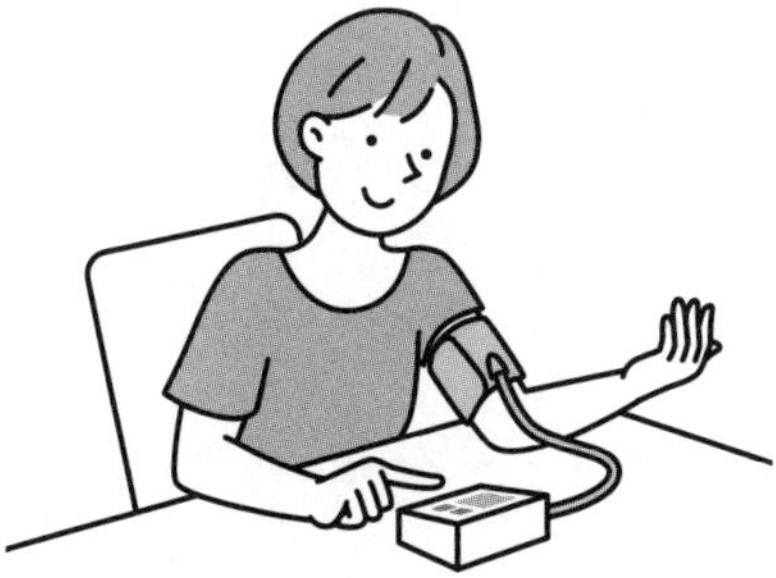

「中心血圧」「動脈硬化」「メタボ」は固い絆で結ばれた3兄弟

こうなるとみなさん、ご自分の「中心血圧」がどのぐらいか、知りたいですよね？もちろん正確な数値は医療機関で検査してもらわなければわかりませんが、今すぐに中心血圧を知るための〝手がかり〟があります。

ひとつは冒頭で紹介した表（12ページ）でチェックすることです。

もうひとつは、**「メタボ（メタボリックシンドローム）」の数値**です。

「メタボと中心血圧がどう関係するの？」と不思議に思われるかもしれませんね。メタボの検査によって、さすがに中心血圧の数値そのものはわかりませんが、**「動脈硬化」の進み具合がわかる**のです。

「まえがき」で血圧が高いとなぜ怖いかというと「動脈硬化」を起こす最大の因子であるからだと述べました。そしてこれまで述べてきた通り、動脈硬化が進めば中心血圧も高くなります。高血圧→動脈硬化→高血圧→動脈硬化……といった悪循環を引き起こします。

このように、**「動脈硬化」と「中心血圧」は強く関連しており、ともに切っても切れない仲**なのです。

ということは、逆の発想で、動脈硬化がどのぐらい進んでいるかがわかれば、中心血圧がどのぐらい高いかを予測できます。そして、動脈硬化がどのくらい進んでいるかは、メタボの検査結果から推測することができるのです。

さあ、みなさん、直近の健康診断や血液検査の結果をひっぱり出してきて、一緒に見ていきましょう。

ぽっこりお腹「内臓脂肪」に潜むリスク

では早速、メタボの基準と、それらがどう動脈硬化と関わっているかを説明していきましょう。

メタボとは内臓脂肪が蓄積し、生活習慣病や血管の病気になりやすくなっている状態を指します。その診断基準は左ページの通りです。

メタボの基準には、

①腹囲（内臓脂肪の蓄積）
②中性脂肪値・ＨＤＬコレステロール値
③血圧
④空腹時血糖値

の４つがあります。

▼腹囲は内臓脂肪蓄積の指標

まず①の腹囲。へそのまわりを水平に測定した値が男性85センチ、女性90センチ以上で内臓脂肪ありと推定します。測り方は50ページを参照してください。

これは、腹部ＣＴにてへその高さのスライド画像での内臓脂肪面積１００平方センチメートルに相当するウエストサイズです。男女ともにこれ以上サイズが大きいと、かなり内臓脂肪が蓄積していると考えられます。

メタボリックシンドロームの判定規準

**メタボリックシンドロームの
判断基準は体重ではなく、内臓脂肪**

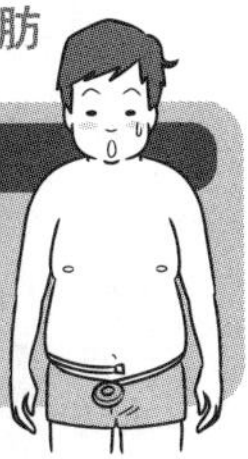

内臓脂肪蓄積の指標

へその高さで測った腹囲	男性：85 cm以上 女性：90 cm以上

＋ これに加えて

Ⓐ 中性脂肪 または HDL コレステロール	中性脂肪 150mg/dl 以上 HDL コレステロール 40mg/dl 未満
Ⓑ 血　圧	収縮期血圧 130mmHg 以上 または 拡張期血圧 85mmHg 以上
Ⓒ 空腹時血糖値	110mg/dl 以上

↓

Ⓐ～Ⓒのうち２つ以上が当てはまると……

メタボリックシンドローム

腹囲の正しい測り方

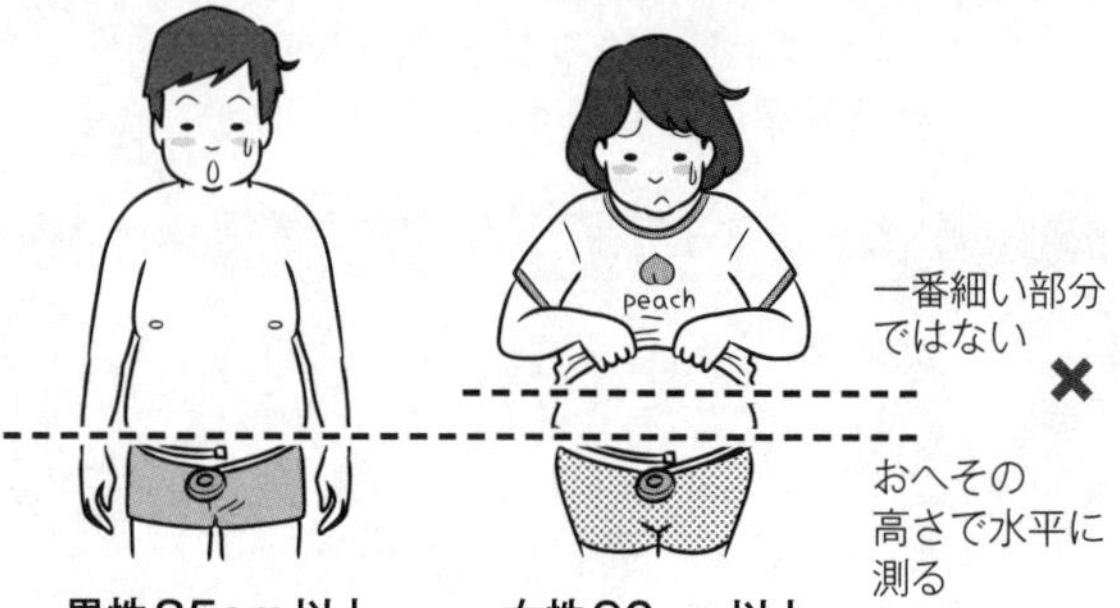

男性85cm以上　　女性90cm以上

実は、**内臓脂肪からは、「アディポサイトカイン」と呼ばれるさまざまな生理活性を有する物質が血中に放出される**ことがわかっています。

このアディポサイトカインには善玉と悪玉があります。

「TNF-α（ティエヌエフアルファ）」は血糖値を下げる作用を有するインスリンの働きを妨げ、血糖値の上昇や糖尿病のリスクを高めます。

さらに、**「アンジオテンシノーゲン」**は血圧を上昇させる「アンジオテンシン」の分泌を高めます。

また、**「PAI-1（パイワン）」**という物質が増えると血栓《けっせん》ができやすくなり、動脈硬

ぽっこりお腹はこんなに危険！

内臓脂肪が増えると……

悪玉物質が多く分泌される

- ●インスリンの働きを妨げる「TNF－α」
- ●血圧上昇の元となる「アンジオテンシノーゲン」
- ●血栓をできやすくする「PAI－1」

＋

善玉物質が減る

- ●動脈硬化を予防する「アディポネクチン」が減る

＝

ダブルで動脈硬化のリスクが高まる

化が進みます。

一方、善玉としては、**動脈硬化を抑える「アディポネクチン」も分泌されています。しかし、脂肪の量が増え過ぎてしまうと、その分泌量が減ってしまうのです。**

つまり、二重の意味で動脈硬化のリスクが高まるのです。

気になるコレステロール

次は、②の「中性脂肪値とHDLコレステロール値」です。

血液中の**「脂質」には、「LDLコレステロール」「HDLコレステロール」「中性脂肪」**があります。

みなさんも健康診断の検査項目などで見た

今すぐチェック！　コレステロール、中性脂肪の数値は？

LDLコレステロール 140mg／dl以上	➡	高LDLコレステロール血症
HDLコレステロール 40mg／dl未満	➡	低HDLコレステロール血症
中性脂肪（トリグリセライド） 150mg／dl以上	➡	高トリグリセライド血症
上記のいずれかひとつでも該当すれば	➡	脂質異常症

※ただし、LDLコレステロール120mg／dl以上であれば、脂質異常症の予備群と考えて注意が必要
※他の値も、境界値に近い場合には要注意　※これはあくまで目安。正式な診断は、必ず専門医を受診すること

ことがあるでしょう。

「ＬＤＬコレステロール」は動脈硬化を促進するので**「悪玉コレステロール」**と呼ばれます。

さらに、ＬＤＬコレステロールには、大小のサイズがあり、とくに小型のＬＤＬコレステロールは**「超悪玉コレステロール」**と呼ばれ、より動脈硬化の原因となりやすいことがわかっています。

血中の**「中性脂肪」値が高いと小型の「LDL（超悪玉）コレステロール」が増えて、動脈硬化のリスクがさらに高まります。**

そして、「ＨＤＬコレステロール」は、血管に付着したコレステロールを排除して

くれるので「善玉コレステロール」と呼ばれます。

この数値が低いと、血管壁のコレステロールが増え、動脈硬化が進みますが、中性脂肪が多くなると、この大切なHDLコレステロールが減少してしまうのです。

血管の老化の原因は〝糖化〟にある⁉

③の血圧はこれまでお話ししてきましたので、ここでは省略します。

④の血糖値というのは「**血中のブドウ糖の量**」です。私たちが食事で炭水化物ないしは糖質を摂取すると、主にブドウ糖となって血中を流れ、活動のためのエネルギーとして使われます。

血中に糖が増えると、インスリンというホルモンが働いて、全身の細胞にブドウ糖を取り込み、血糖値が正常に保たれます。

ところがインスリンの量が少なかったり働きが悪かったりすると、血中のブドウ糖がスムーズに細胞に取り込まれず、血糖が高い状態（高血糖）が続くことになります。

食後の血糖値が高くなり過ぎたり、高血糖が続いたりすると、酸化ストレスによって血管がダメージを受け、動脈硬化が進行します。

健康診断の結果から見えてくるあなたの「動脈硬化」

メタボと動脈硬化と中心血圧は密接に関係します。

すでにメタボと診断されたという人は動脈硬化が進んでいて、中心血圧も高いと推測されます。

また「まだメタボではないが、予備群ですね」と言われた人も少なくないと思いますが、その場合もすでに動脈硬化の危険性が高まっているので注意が必要です。

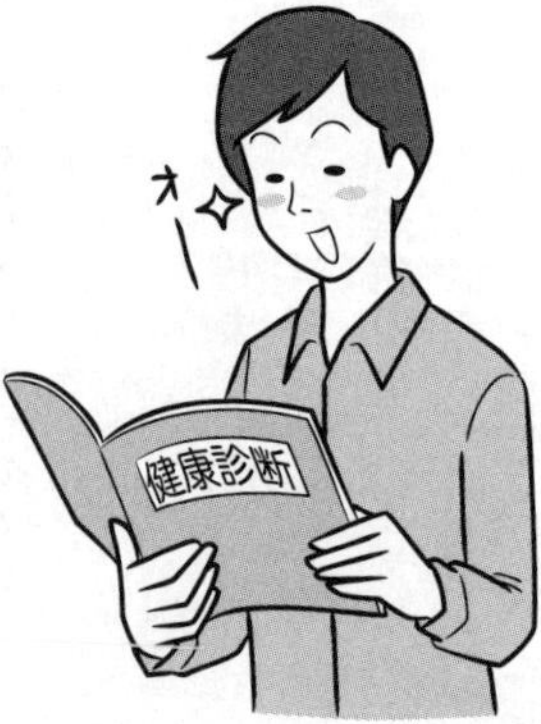

高めの血圧の犯人は、ズバリ「末梢血管抵抗」

「どうしよう、自分は動脈硬化が相当進んでいると思う」

「中心血圧がかなり高い気がしてきた……」

などと心配になる方もいらっしゃるかもしれません。

でも大丈夫です。

その解決方法をご紹介するのが本書の役割なのですから。


血圧を下げ、効率よく動脈硬化の進行を防ぐにはどうすればいいのでしょうか。

その答えは、

「末梢血管を開くこと」

にあります。

先ほど、中心血圧が上がるのは、主に全身の血管のしなやかさが失われたり、血管が狭くなって血管の抵抗が強くなることによって生じる心臓への「跳ね返りの圧」が高くなるからと説明しました。

そうであれば、難しいことを考える必要は何もなく、**血管をしなやかに開けば、心臓への「跳ね返りの圧」も減少し、中心血圧は下がる**のです。

もちろん血管が開けば、血管全体の抵抗が減るので、「心臓が血液を送り出す圧」も下がり、上腕血圧も下がります。

「血管を開く」と言いましたが、正確には**「末梢血管を開く」**です（理由は後の項目で説明します）。

「末梢血管を開くこと」はイコール「上腕血圧を下げること」になりますが、同時に「中心血圧を下げること」にもなるので、心臓をラクにしてあげることになるのです。

そして、それはほかならぬ、ちょっとした生活習慣の改善の積み重ねで達成できるのです。

「末梢血管」って何？

ここでちょっと「末梢血管」とは何か、ごく簡単にではありますが、説明しておきましょう。

「末梢血管」とは、手や足など体の末端の動脈のことです。

9ページの図のように心臓から全身に向けては大きな動脈が走り、それが枝分かれしながら全身へと分布し、手や足の先まで張り巡らされています。

大きな動脈は25～30ミリの直径で、だんだん細くなっていき、直径3～4ミリの小さい動脈、さらに細い細動脈、さらに細かい毛細血管と分かれていきます。毛細血管となると約7ミクロン（1000分の7ミリ）です。

このとき**細動脈から先の細い血管を「末梢血管」**と呼びます。

身長が170センチの成人の体内には、長さ約10万キロにも及ぶ血管が走っているといわれます。これはなんと地球2回り半にも相当します。

全身のあらゆる臓器、組織に必要な栄養や酸素を送る「末梢血管」。私たちの健康はこの血管をいかに健康に、若く保つかにかかっているのです。

そうです。「血管」が健やかで、スムーズに血液を運んでくれれば血圧は安定し、動脈硬化も防げます。

末梢血管をしなやかに開くことは、上腕血圧を下げることにつながりますが、末梢からの圧の反射を減らすことになるので中心血圧もまた低下させることになるのです。

「末梢血管の抵抗を下げる」と「血圧も下がる」

そしてこの「末梢血管の血液の流れにくさ」のことを「末梢血管抵抗」といいます。

前にも述べた通り、中心血圧は、

①心臓から送り出される血液の量
②それを受け入れる血管の抵抗
③全身の血管から心臓へ跳ね返る圧

血液がいかにスムーズに全身を流れるかが“健康の要”

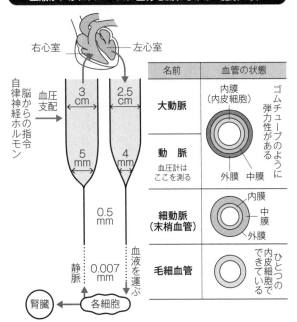

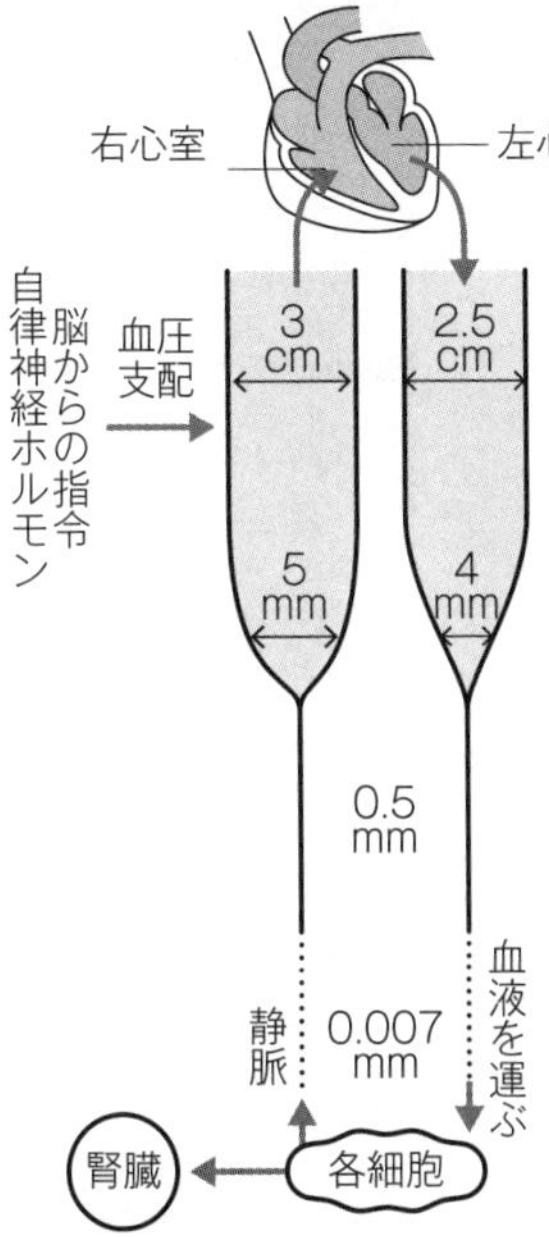

名前	血管の状態
大動脈	内膜（内皮細胞） 外膜 中膜 ゴムチューブのように弾力性がある
動　脈 血圧計はここを測る	
細動脈（末梢血管）	内膜 中膜 外膜
毛細血管	ひとつの内皮細胞でできている

血液は全身をめぐりながら、物質交換をしている！
①酸素と炭素ガス
②酵素、ホルモン（カルシウム、リン、カリウム、アミラーゼ）
③栄養素（ブドウ糖、アルブミン、コレステロール、血清鉄）
④老廃物（尿素、チッ素、クレアチニン、尿酸）

出典：国立保健医療科学院資料より一部改変

の3つの因子で決まります。

「末梢血管抵抗を弱める」ということは、②の血管の抵抗を下げるとともに、③の心臓への跳ね返りの圧をも減じることによって、血圧を下げることに直結するのです。

末梢血管抵抗が弱まる場合、上腕血圧においては、心臓が血液を送り出す圧が下がるので、血圧が下がりますし、中心血圧で考えれば、跳ね返りの圧が減じるのでやはり血圧が下がることになるのです。

「ストレスで血圧急上昇」の理由《ワケ》

末梢血管は、私たちが「コントロール可能」な血管です。

末梢血管は自律神経と連動していて、自律神経によって開いたり、閉じたりする性質があるのです。

たとえば冬の寒いとき、私たちの体はブルブル震えたり、手足がこわばったりしますよね。あれは末梢血管がギューッと収縮して、熱を逃がさないようにしているからなのです。この働きをつかさどっているのが「自律神経」です。

自律神経には「交感神経」と「副交感神経」があり、無意識のうちに調節されています。このうち**交感神経には血管を締め、副交感神経には血管を開く働き**があります。

血圧は自律神経によってコントロールされ、一日の中でも変化しています。早朝は交感神経が優位となり、血圧は高めになります。午前中は交感神経優位の状態が続き、午後から夜にかけて今度は副交感神経が優位となって血圧は低くなります。

ストレスや緊張によって血圧が高くなるのも、交感神経が優位になることが大きく関与しているのです。

生活習慣の改善で鍛えられるのは「末梢血管」だけ！

「末梢血管を開く」といいますが、このような疑問を持つ方もいらっしゃるかもしれません。

「末梢血管ではなく、もっと大きな血管を開けば、ラクラク血圧が下がるのでは？」

この話の流れからすると、そのような疑問が出るのももっともだと思います。しかし**動脈、静脈も含めて太い血管は、自律神経と連動していないので、「開く、閉じる」というコントロールはされていません。**

イメージとしては、ゴム管のようなもので、心臓から血液が流れてくれば膨らんで、元に戻るだけ。自律機能はないのです。

結局、**私たちが生活習慣の改善で「開く」ことができるのは「末梢血管だけ」**なのです。

〝末梢〟というと、なんだか頼りない感じを受けるかもしれませんが、36ページで説明したように、その集積が心臓に圧となって跳ね返ることを考えれば、「集合」としての力はすごいものがあります。心臓や太い血管に対する影響力は強大です。

末梢血管、大事です！

「NO《エヌオー》」で末梢血管も全身の細胞も若返る！

先ほどから「血管を鍛える」と言っていますが、これはどういうことか、血管の構造などをおさらいしながら、もう少し詳しく説明していきましょう。

血管を鍛えるというのは、**「末梢血管を開いて血流をよくし、血管のしなやかな状態を維持すること」**です。

末梢血管を開く重要なカギは、

①自律神経のコントロール
②血管の内側の壁にある「血管内皮細胞《けっかんないひさいぼう》」を良好なコンディションに保つ

の2つにあります。血管内皮細胞とは何か、まず解説しておきましょう。

血管内皮細胞が血管の若さのカギ！

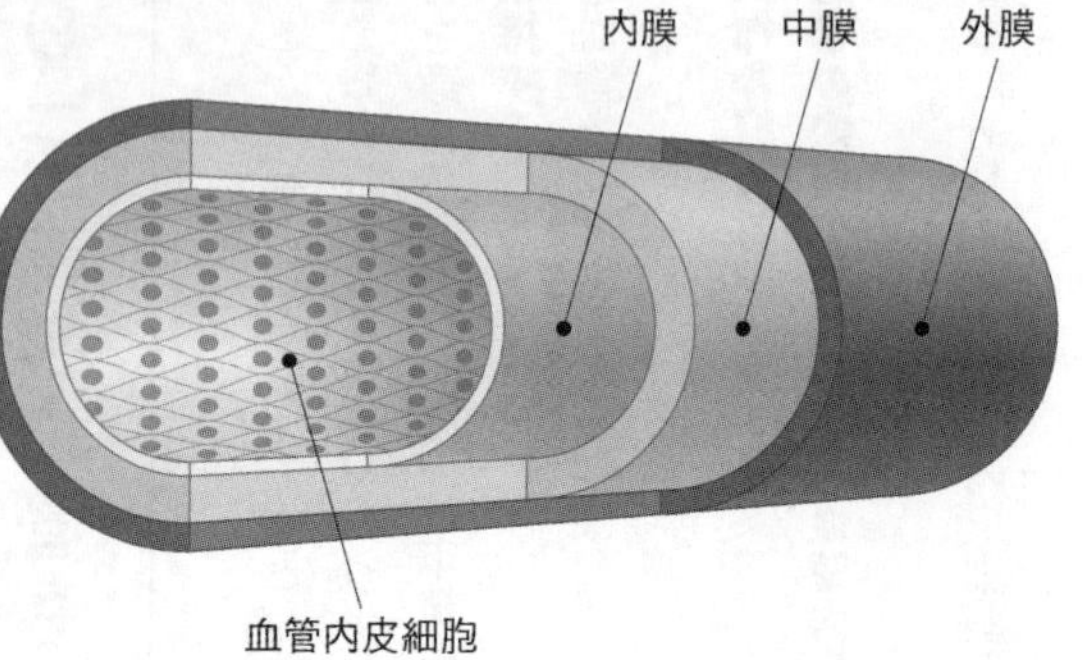

血管の守護神「血管内皮細胞」

「血管内皮細胞」は、血管の内壁（流れる血液に触れる面）を覆う薄い細胞の層です。

血管の内部は目に見えないので想像しにくいですが、私たちの肌、「皮膚」をイメージするとわかりやすいでしょう。

皮膚の表面には肌の水分を保持したり、外部から異物が侵入するのを防ぐ役割（皮膚のバリア機能）がありますね。

それと同じく、血管内皮細胞は血管を守る〝バリア〟としての役割を持っています。

血管内皮細胞は、血液が血管の外に漏れ出すのを防ぎ、異物の侵入を防いでいるのです。

また、血管内皮細胞には、もうひとつ重要な役割があります。**血管の若さと健康を保つためのカギ「NO（エヌオー・一酸化窒素《ちっそ》）」を分泌しているの**です。

「皮膚」から「皮脂」がきちんと分泌されることで、お肌がツヤツヤ潤うように、**NOがきちんと分泌されることで、しなやかで若々しい血管を保つことができる**のです。

心筋梗塞、脳卒中、認知症……の予防・改善にも大きな効果

では、「NO」の働きを具体的に見ていきましょう。

①血圧を安定させる

「NO」のもっとも重要な働きは、**「血管を押し広げ、血流をよくし、血圧を安定させる」**ことです。

逆に言うと、「血圧が高い人」「血流が悪い人」は、NOが不足している可能性が高

いと言ってもいいでしょう。

②傷ついた血管を修復

「NO」は、**「血管内皮細胞にできた傷やコブを修復し、動脈硬化を予防する」**働きをしています。

また、**血小板が凝集して血栓（血のかたまり）ができるのを防ぎ、血管が詰まる原因を取り除きます。**

エコノミー症候群がマスコミなどで取り上げられるようになって、「血栓」を作らないようにすることがいかに大切か多くの方に知られるようになりました。血栓は脳梗塞、心筋梗塞の原因にもなります。

このように、「NO」は、〝**血管のメンテナンス係**〟の役割があり、分泌量が減ると、血管はお手入れされないまま、〝荒れ放題〟になってしまいます。

③動脈硬化を予防

最近では、**「血管内皮細胞の衰えが動脈硬化の始まり」**と考えられています。生理的な加齢に加え、悪しき生活習慣や生活習慣病によって血管内皮細胞が傷害を受けると、「NO」の分泌が少なくなり、ますます血管内皮細胞の傷害が進むという悪循環に陥ってしまいます。

「NO」の分泌を促し、この悪循環を開始させないこと、ストップさせることが重要なのです。

「NO」をバンバン出して血圧を下げよう

「NO」のすごさ、ご理解いただけたでしょうか。

血管を広げて血流をよくし、さらにしなやかで弾力のある血管を維持するために働いてくれる「NO」は、末梢血管を開き、血圧を下げてくれる強い味方なのです。「NO」を出すためにはなんといっても生活習慣の改善、つまり食事・睡眠・運動の工夫や禁煙などが大事です。

つまり、末梢血管を鍛えて、末梢血管がなるべく開くためには、自律神経をコントロールすること、NOをしっかり出す生活をするということなのです。その先には上腕血圧や中心血圧が下がり、動脈硬化の進行がゆっくりになるとともに、心臓がラクになるという、とても明るい未来が待っているのです。

それでは次の章からは、池谷式末梢血管を鍛える生活習慣上のコツをご紹介していきましょう。

まずは「食べ物」からです！

ドクター池谷の熱血コラム

末梢血管を鍛えると「ゴースト血管」も怖くない

「ゴースト血管」という言葉を聞いたことがありますか？　ゴースト血管とは毛細血管がまるで「ゴースト」のように消えてしまうという現象です。

　原因となるのは加齢や紫外線など。血管が消えて血液がいきわたらなくなれば、全身の隅々の細胞にまで栄養や酸素を送ることができません。

「毛細血管が消える」というと、いかにも衝撃的なことのように聞こえますが、毛細血管はゴースト化もするけれど、よみがえったり、あるいは新生したりするのです。

　ではどうすればゴースト血管がよみがえったり、血管が新生したりするかというと、その答えも「末梢血管」にあるのです。

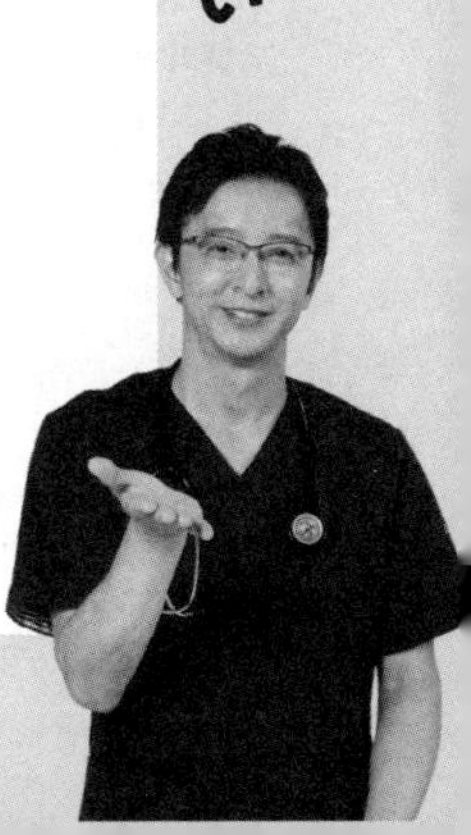

毛細血管は一番細い血管で、末梢血管の先につながっているわけです。この毛細血管は私たちが直接制御できるものではありません。

しかし末梢血管を開く生活をすることによって、その先にも血液が流れて、毛細血管のゴースト化を防ぐことができるし、あるいは新生させることもできるのです。

だから「ゴースト血管を防ぐ」というのは「末梢血管を開く」ことと同義ととらえてもらっていいと思います。

人の流れが絶えない街は、ゴーストタウン化しませんし、逆にゴーストタウンに家を建てても人が集まらなければ街の活性化は望めません。

末梢血管を開いて血液を毛細血管へと流し続けることが、ゴースト血管を防ぐポイントなのです。

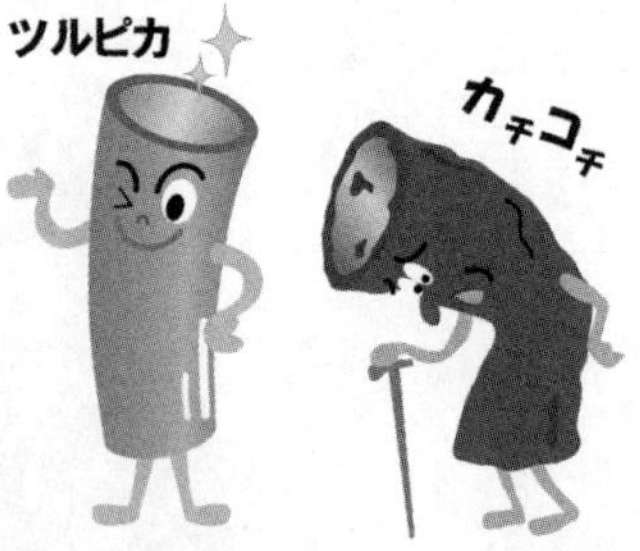

第2章

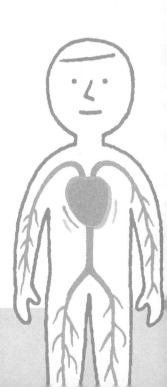

これなら無理なく続けられる！

おいしく食べて血圧を下げよう！

血圧をグ〜〜ッと下げる「5大スター成分」

本章では**「おいしく食べて末梢血管を開き、血圧を下げる」**食事法をご紹介していきます。

高血圧の食事というと、「減塩」ばかりが取りざたされます。もちろん減塩は大事ですが、池谷式ではもっと積極的に攻めていきます。それが血管力を高め、末梢血管を開く「スーパーフード」です。

まずは**「成分」**から説明しましょう。

ズバリそれは、

LTP《ラクトトリペプチド》　**GABA**《ギャバ》　**ケルセチン**　**EPA**《エイコサペンタエン酸》　**リコピン**

の5つです。

これらは**「末梢血管を開く5大スター成分」**といってもいいでしょう。

末梢血管を開く５大スター成分

LTP
ラクトトリペプチド
血管を若返らせる

GABA
ギャバ
血圧の上昇を抑える

ケルセチン
血流をよくする

EPA
エイコサペンタエン酸
動脈硬化を予防

リコピン
強力な抗酸化作用

LTP（ラクトトリペプチド）

「LTP（ラクトトリペプチド）」は、乳タンパク由来の成分です。アミノ酸が3個つながったもの。動脈硬化を防ぎ、血圧上昇を抑える効果があることで、大注目の「**血管若返り成分**」です。

LTPは**血管内皮細胞を正常に保ち、末梢血管を開くことで、血圧を下げること**が報告されています。

また、筑波大学の研究によると、LTPと有酸素運動を組み合わせることで、脳の活性化、ひいては認知症の予防に効果的という結果が出ています。

チーズ（ブルーチーズやゴーダチーズ）や米麹《こめこうじ》などに多く含まれますが、近年は特定保健用食品（トクホ）としても発売されていますので、そういうものを賢く取り入れてもいいと思います。

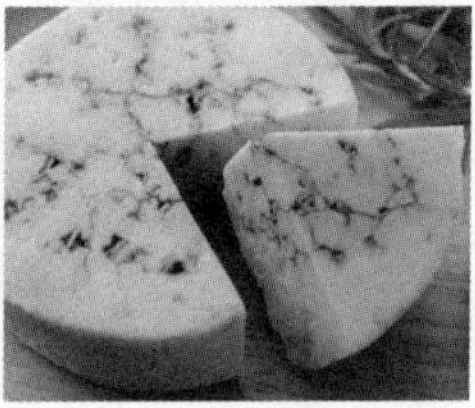

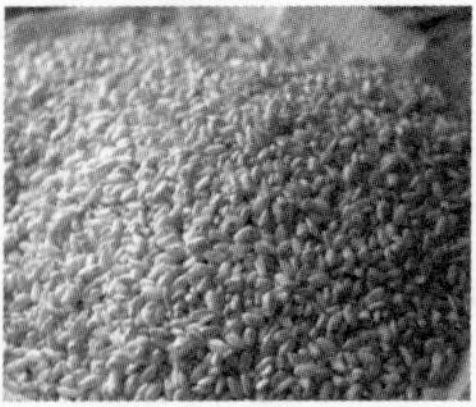

「LTP」で血圧が上も下も下がった！

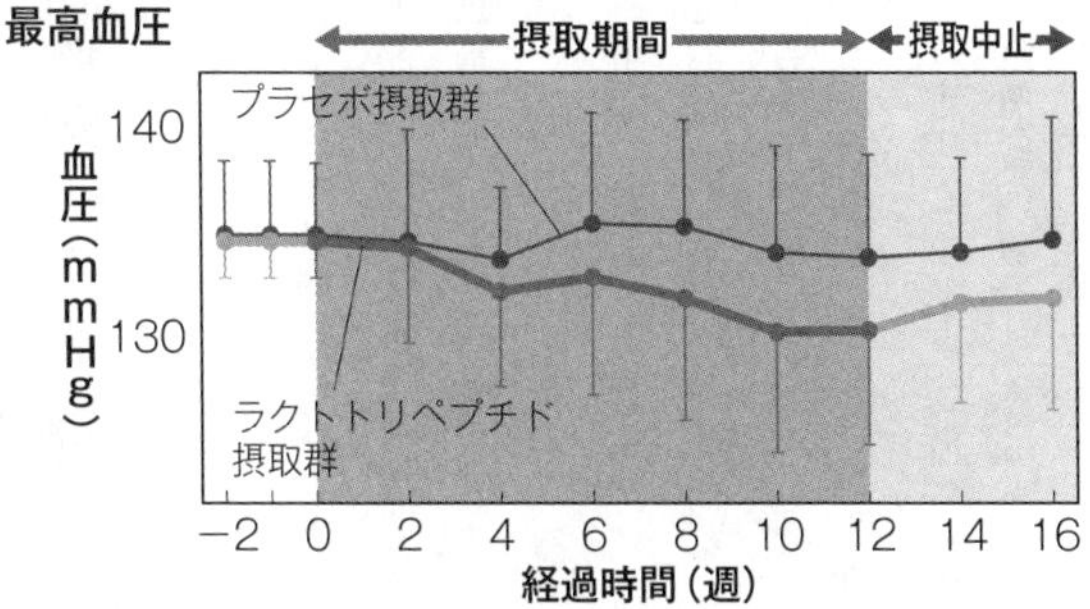

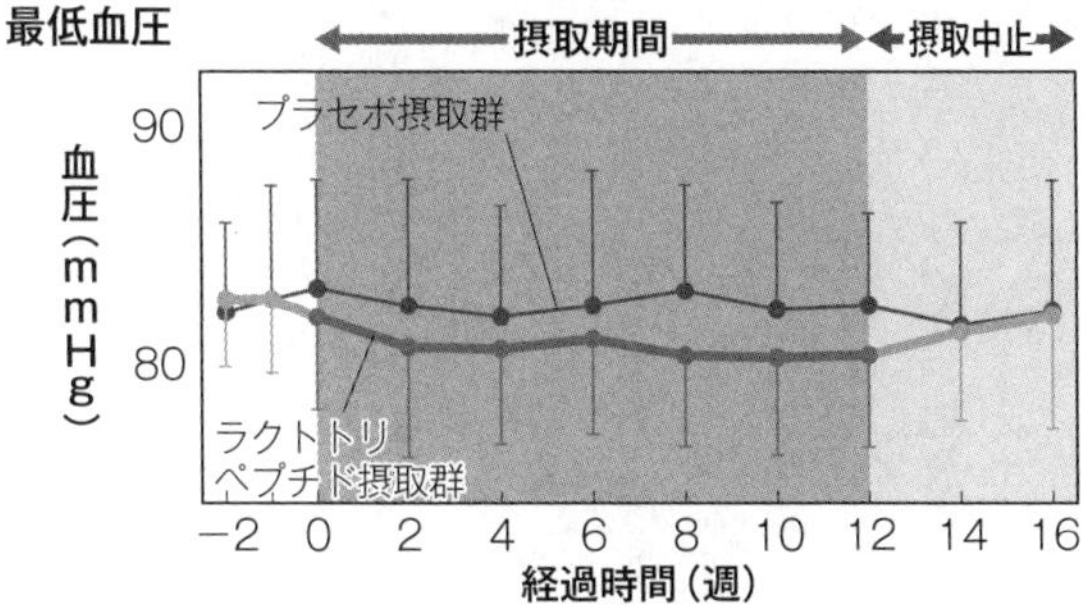

血圧が高いグループに「LTP」を摂取してもらったところ、摂取していないグループと比べて、血圧が低下した。

※最高血圧130～139mmHg、または最低血圧85～89mmHgに該当する人

出典:J Sano et al:J Med Food. 8,423-430 (2005)より一部改変

GABA（ギャバ）

「GABA（ギャバ＝γ《ガンマ》-アミノ酪酸・gamma-Aminobutyric acid）」もアミノ酸の一種です。GABAというと、ストレスをやわらげ、リラックス作用があることで知られていますが、実は**血圧を下げる効果**もあるのです。

なぜGABAが血圧を下げるのかというメカニズムはまだ完全には解明されていませんが、GABAには交感神経をしずめ、血管を収縮させる神経伝達物質（ノルアドレナリン）を抑制する作用があり、血管がゆるむ結果として血圧が下がると考えられています。193ページで脈拍と死亡リスクの関係について述べますが、GABAは**脈拍を安定させて、なおかつ血圧も下げてくれる**という、まさに本書の目的にうってつけの成分です。**トマトやお茶、大豆、きのこ類、発芽玄米**などに多く含まれています。

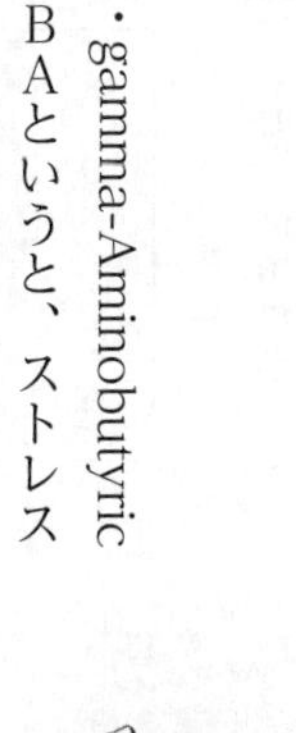

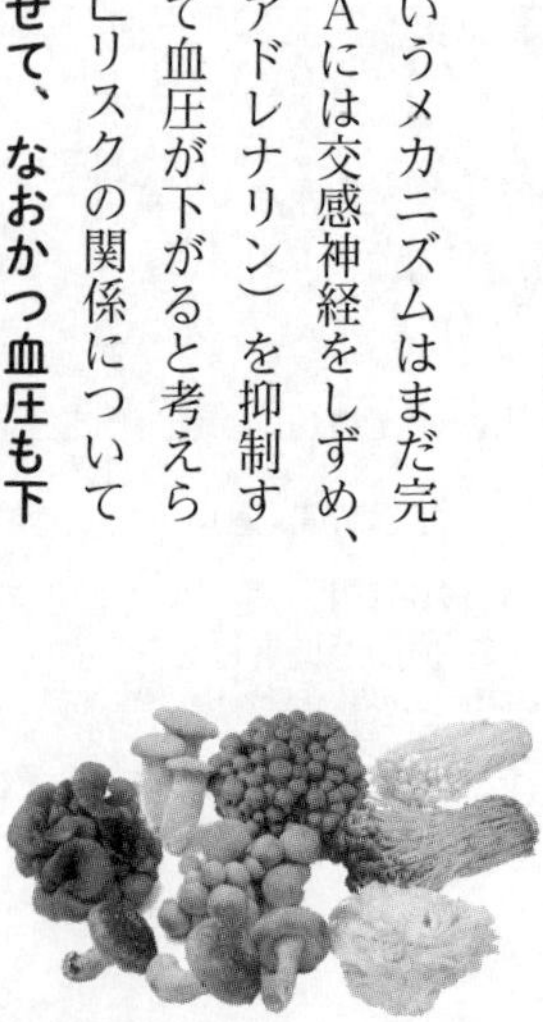

GABAは血圧上昇を抑える！

血圧が高めの人がストレスなどを受けたとき

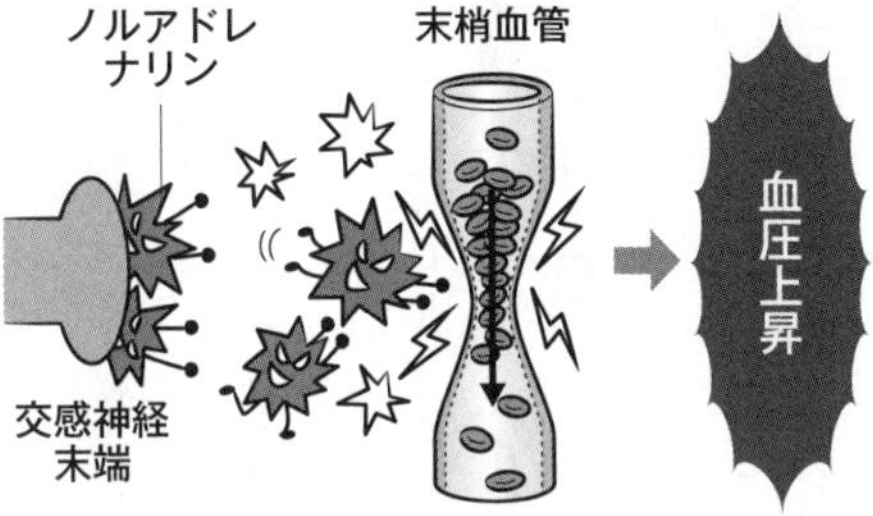

交感神経の末端から分泌された
ノルアドレナリンによって
血管が収縮

GABAを摂取すると…

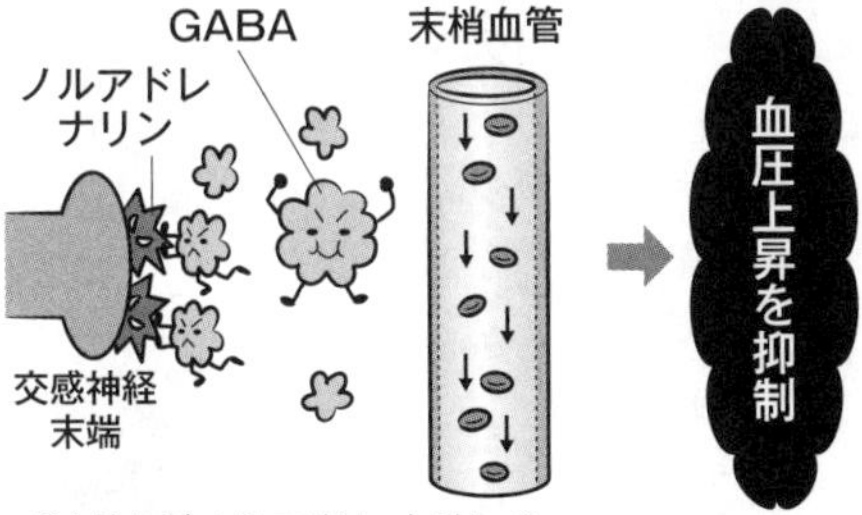

GABAがノルアドレナリンの
過剰な分泌を抑制

ケルセチン

「ケルセチン」は、野菜や果物に含まれているフラボノイドの一種。フラボノイドは、植物が厳しい環境や外敵から身を守るために作り出したと考えられるポリフェノールの一種です。

ケルセチンは、黄色くやや苦みがあります。

抗酸化作用を有し、血管内皮細胞の酸化によるダメージを防ぎ、血管をしなやかに開いて血圧を下げる働きがあると考えられています。

ケルセチンは玉ねぎに多く含まれますが、さらに、皮を剥いた玉ねぎを4~5日間日光にさらすと、その量が約5倍ほどに増えるという研究結果があります。

玉ねぎ以外にも、**アスパラガスやお茶**に多く含まれています。

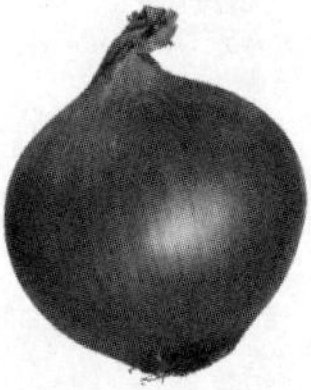

ケルセチンの抗酸化作用は血圧を下げる強い味方！

活性酸素はさまざまな要因により発生し、細胞を傷つける

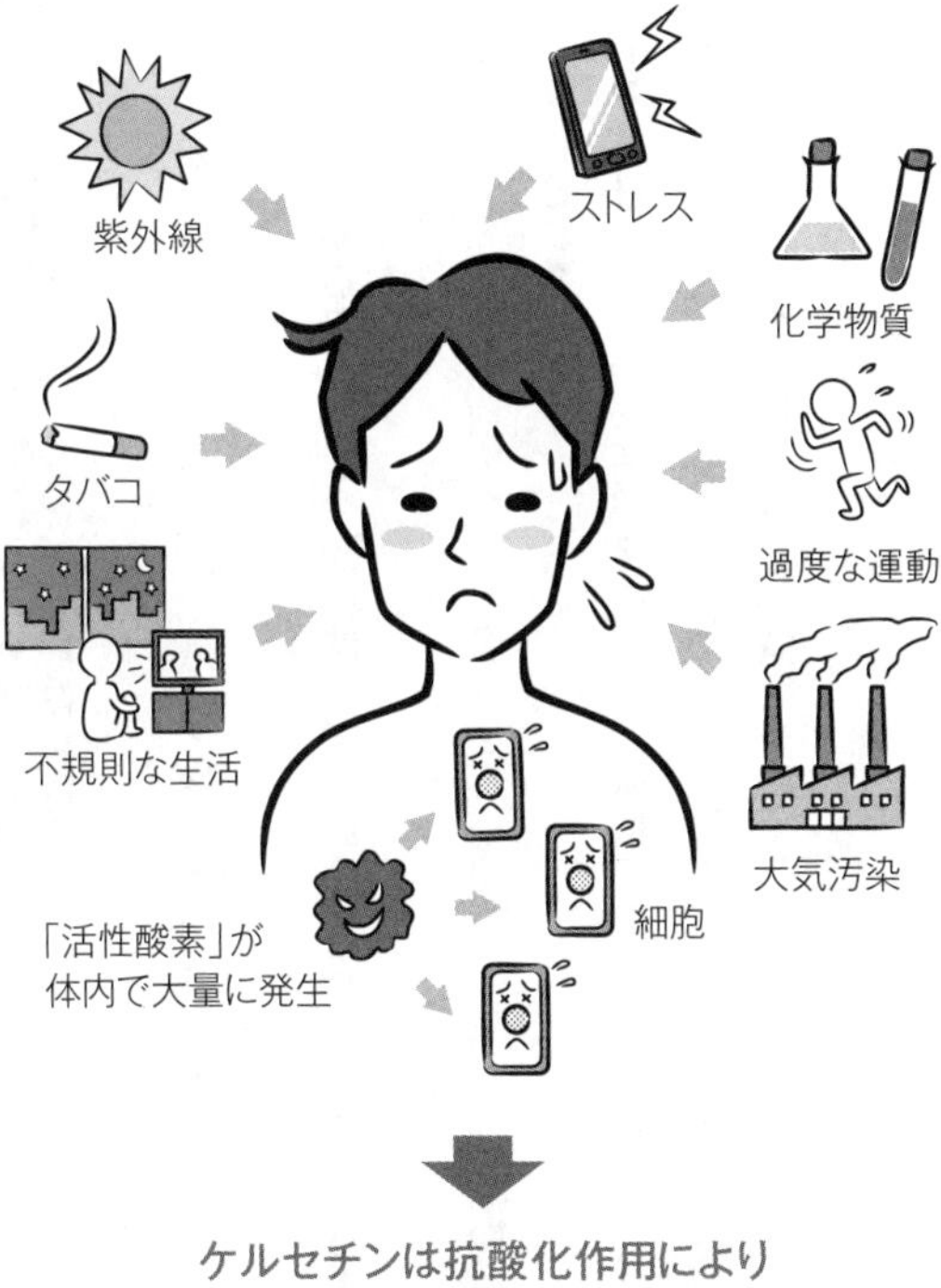

ケルセチンは抗酸化作用により
活性酸素のダメージを削減し、
血流をよくするといわれています

EPA（エイコサペンタエン酸）

「EPA《イーピーエー》（エイコサペンタエン酸）」は、**イワシ、サバなどの青魚**に多く含まれる油（オメガ3系脂肪酸）です。

まず、EPAは**末梢血管をしなやかに開いて、血流をよくしてくれる**働きがあります。

事実、日本人を対象にした研究で、EPAを摂取することで、収縮期血圧が有意に下がることが報告されています。

さらに、EPAは、血小板の活性化を防ぎ、血栓をできにくくしたり、血管に生じる炎症（酸化したコレステロールと白血球の反応でこの炎症が動脈硬化の一因となる）を抑える作用によって、**動脈硬化の進行を防ぐことに役立つ**ことがわかっています。

「血管にいい油」「血管に悪い油」は？

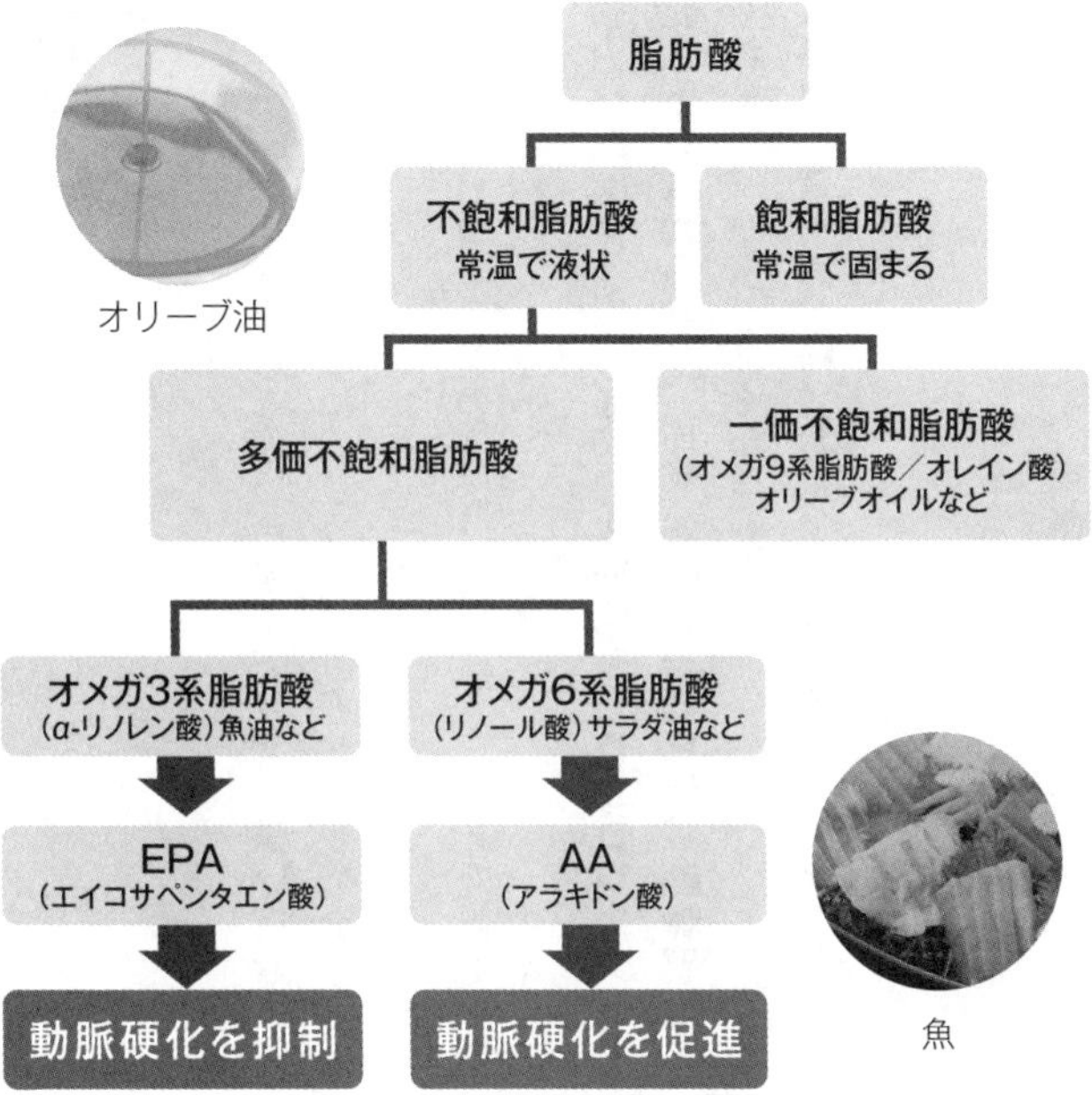

「オメガ3系脂肪酸」はその一部が体内で
「エイコサペンタエン酸（eicosapentaenoic asid）」に
合成されるので、「EPA」とまとめて呼ばれます

「オメガ6系脂肪酸」は体内で
「アラキドン酸（arachidonic acid）」に変わるため、
「AA（エーエー）」とまとめて呼ばれます

リコピン

ご存知、トマトに含まれる赤い色素で、**非常に強い抗酸化作用**を持っています。ちなみに、リコピンは、トマトを意味するギリシア語です。

その効力はβ《ベータ》-カロテンの2倍以上、ビタミンEの約100倍ともいわれます。

この強力な抗酸化作用が**血管内皮細胞をLDLコレステロールの酸化ストレスから守り、血管年齢を若返らせ、動脈硬化を防いでくれます**。血流もよくなります。**金時人参や、スイカ、柿、あんず、パパイア、マンゴー**などに多く含まれています。

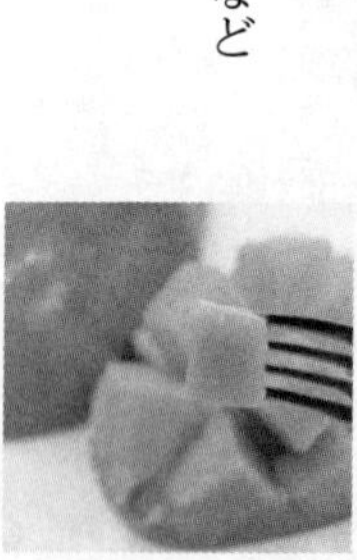

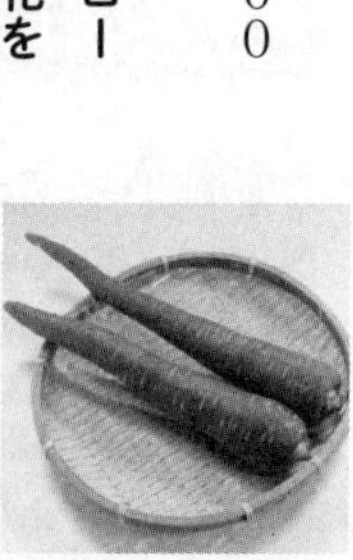

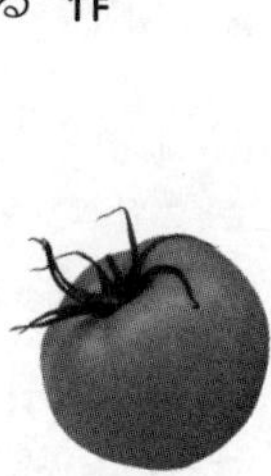

リコピンが善玉コレステロールを増やす！

善玉(HDL)コレステロールが少ないと、食欲や生活習慣の影響で余分なコレステロールが増加した体に

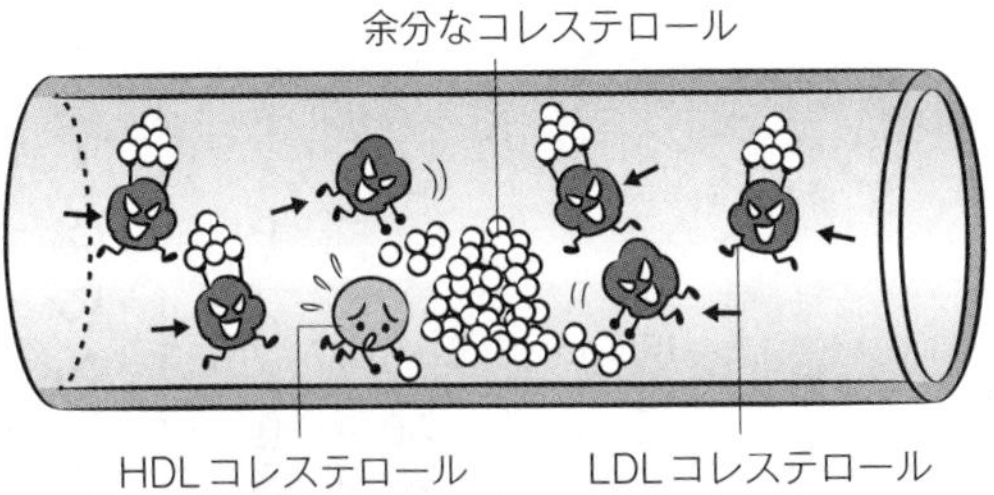

リコピンを摂取！

余分なコレステロールを回収する善玉(HDL)コレステロールが増える

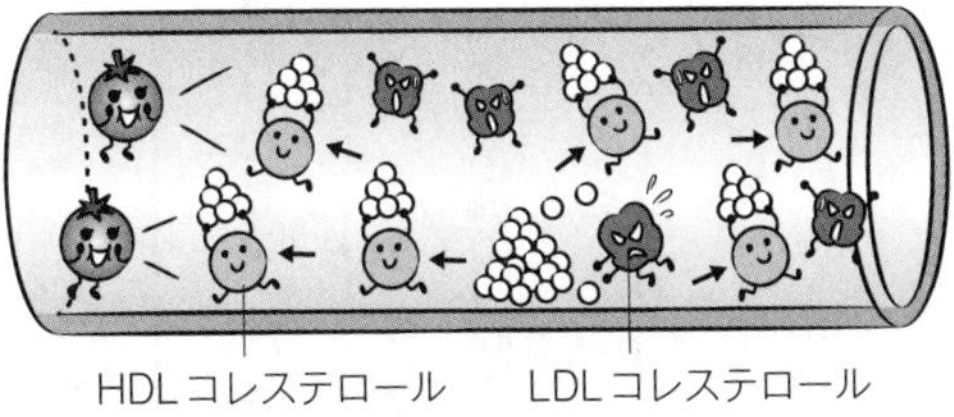

「5大スター成分」を効率よく！「最強フード＆レシピ」を大公開

以上のように、「LTP、GABA、ケルセチン、EPA、リコピン」の5大スター成分を含む食べ物をしっかり取ることで、血管内皮細胞が元気になり、末梢血管をしなやかに開く「NO《エヌオー》」が分泌されやすくなります。

さらに、交感神経の緊張がやわらぎ、末梢血管の収縮や心臓の過度の活動が抑えられれば血圧が下がりやすくなるのです。

では、これらの成分を効率的に取り入れることのできるスーパーフード、スーパーメニューをご紹介していきましょう。

私自身も常時、積極的に食べるようにしているものばかりです。

ぜひ毎日の食生活に取り入れてみてください。

末梢血管を開くスーパーフード　その1

ブルーチーズ in! LTP

末梢血管を開くスーパーフードの中でも私のイチオシが**ブルーチーズ**。青カビのチーズで、LTPを多く含んでいます。

また、ブルーチーズはビタミンA、ビタミンB群、ビタミンK、マグネシウム、鉄、カルシウムなど、豊富な栄養を含む優秀食材です。

ブルーチーズの中でも日本で好まれているのが「**ゴルゴンゾーラチーズ**」でしょう。ブルーチーズの中では比較的クセがなく、初心者でも食べやすいものです。

どうしてもブルーチーズが苦手という人は、「**ゴーダチーズ**」でもOK。こちらもLTPを含んでいます。

食べ方のコツとしては加熱調理をしないでそのまま食べること。熱を加え過ぎるとLTPが壊れてしまってもったいないからです。私は薄くスライスしてワインのつまみにいただいています。はちみつをちょっとかけてもおいしいです。

末梢血管を開くスーパーフード　その2

レモンもやし in! GABA、イソフラボン

「レモン」と「もやし」というと、ちょっと意外な組み合わせに思えるのか、みなさんビックリされますが、実はこれが「GABA」**たっぷりの超おすすめスーパーフード**なのです。

まず、もやしですが、ポイントは「**大豆もやし**」を使うこと。一般的によく売られているのは「緑豆もやし」ですが、これは緑豆を発芽させたもの。大豆もやしは大豆を発芽させたもやしで、緑豆もやしに比べてもGABA、イソフラボン、食物繊維、**ミネラルが豊富で非常に栄養価が高い**のです。

作り方はとても簡単です。漬物感覚でパリパリ食べられるし、しかもレモンの酸味で減塩効果もあります。ごま油を使った「**レモンもやしナムル**」もおすすめです。こちらも簡単に作れます。もやしを茹《ゆ》でたお湯にはミネラルや食物繊維が溶け出していますから、捨てないでスープにしていただきましょう。

最近は市販のパック入り「もやしレモン」もあるので、我が家では取り寄せて冷蔵庫に常備しています。

レモンもやしの作り方

①大豆もやし1袋を1~2分茹でてお湯から取り出す。
②①を大さじ2杯の白だし、適量のレモン汁であえる。

レモンもやしナムルの作り方

①大豆もやし1袋を1~2分茹でてお湯から取り出す。
②①を大さじ1杯のごま油と適量の白ごまであえ、レモン汁をかける。

もやしスープの作り方

もやしを茹でた湯を塩コショウで味つけしてスープにする。
減塩が必要な人は、塩を減らしてレモン汁を加える。

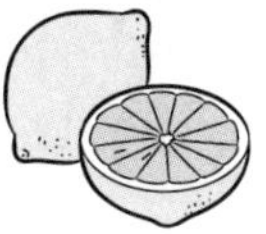

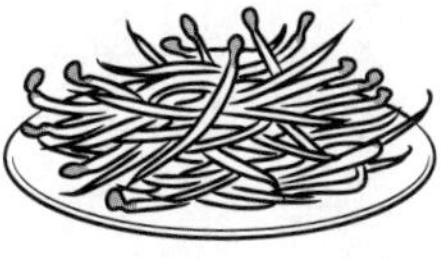

末梢血管を開くスーパーフード　その3

チーズ入り玉ねぎ味噌汁 in! ケルセチン、LTP

先ほども述べたように、玉ねぎの皮を剥いて、実の部分を窓際で4～5日間ほど干すと表面の皮の部分にケルセチンが増え、その量が約5倍にもなることがわかっています。

これを洗って包丁で適当な大きさにカットし、味噌汁の具にします。コツは、切った後に水にさらさないことです。水にさらすとケルセチンが流出してもったいないからです。

味噌は少なめにして、最後にゴーダチーズを入れてでき上がり。

ゴーダチーズにはLTPが含まれていると述べましたが、味噌に含まれる米麹もLTP含有食品。チーズ入り玉ねぎ味噌汁ならダブルでLTPが取れるのです。

「ケルセチン&ダブルLTP」のパワー。「チーズ入り玉ねぎ味噌汁」こそは血圧を下げ、血管を若返らせる「最強メニュー」といっていいでしょう。

末梢血管を開くスーパーフード　その4

トマトソース缶 in! リコピン、GABA

トマトの水煮ではなく、**「トマトソース」の缶詰**です。私がもっぱら愛用しているのはカゴメから発売されている「カゴメ基本のトマトソース」缶。パウチやチューブもあります。非常に応用が利くので、これも欠かさず常備しています。

これをベースに水を少々入れて、蒸し大豆、ピザ用チーズをトッピングしてレンジでチンするだけでおいしいスープになります。腹持ちも抜群です。

ほかにも、**もち麦を入れればリゾット風**にもなるし、もちろん**パスタソース**にしてもOKです。

あるいは、次に紹介する**「トマトパッツァ」**もおすすめ。血管を若返らせ、血圧を下げるオールスターフーズが入った簡単パッツァ。名づけて**「突然死を防ぐトマトパッツァ」**です！

ぜひ試してみてください。

突然死を防ぐトマトパッツァの作り方

●材料（2人分）

トマトソースの缶詰　1缶／サバ水煮缶　1缶／キャベツ　8分の1玉／玉ねぎ2分の1個／ブロッコリー　4分の1株／ミニトマト　6個／牛乳　2分の1カップ／トマトケチャップ　大さじ1

●作り方

①キャベツ、玉ねぎ、ブロッコリーは食べやすい大きさに切る。
②フライパンにトマトソース缶、牛乳、トマトケチャップを入れ、混ぜる。
③①の野菜、サバ水煮缶、ミニトマトを②に並べる。
④ふたをして蒸し煮にする（※沸騰したら中火にして10分）。

＊サバ缶をイワシ缶に替えてもOK。仕上げに蒸し大豆をトッピングすると食べ応えがアップしてお腹も満足です！

ホットトマト甘酒 in! リコピン、GABA、LTP

「ホットトマト甘酒」は、私も冬の朝食によくいただく**血圧低下ドリンク**。トマトのリコピン、GABA、米麹のLTPが取れます。しかも**温かい飲み物は血管を開く作用もあり、相乗効果が期待できます**。

これも作り方はいたって簡単です。トマトジュースと甘酒を2対1の割合で入れ、レンジで2分ほど加熱し、レモン果汁を適量垂らすだけです。トマトジュースは無塩のものを使用します。

トマトジュースが嫌いな方でも、甘酒をブレンドすることで飲みやすくなります。ぜひ試してみてください。

また、夏季には冷やして「アイストマト甘酒」がおすすめです。

池谷式「血圧を下げる食べ方」のコツ

末梢血管を開く食べ物をいろいろ紹介してきましたが、「何を食べるか」と同じぐらい大事なことが**「どう食べるか」**です。

どんなにいいものを食べても、食べ方がNGだったら効果が発揮できません。

以下、末梢血管を開いて血圧を下げる池谷式食事法についてご紹介していきましょう。

池谷式「血圧を下げる食べ方」1 減塩生活のススメ

高血圧といえば欠かせないのが「**減塩**」。これはもうみなさん、ご存知のことと思

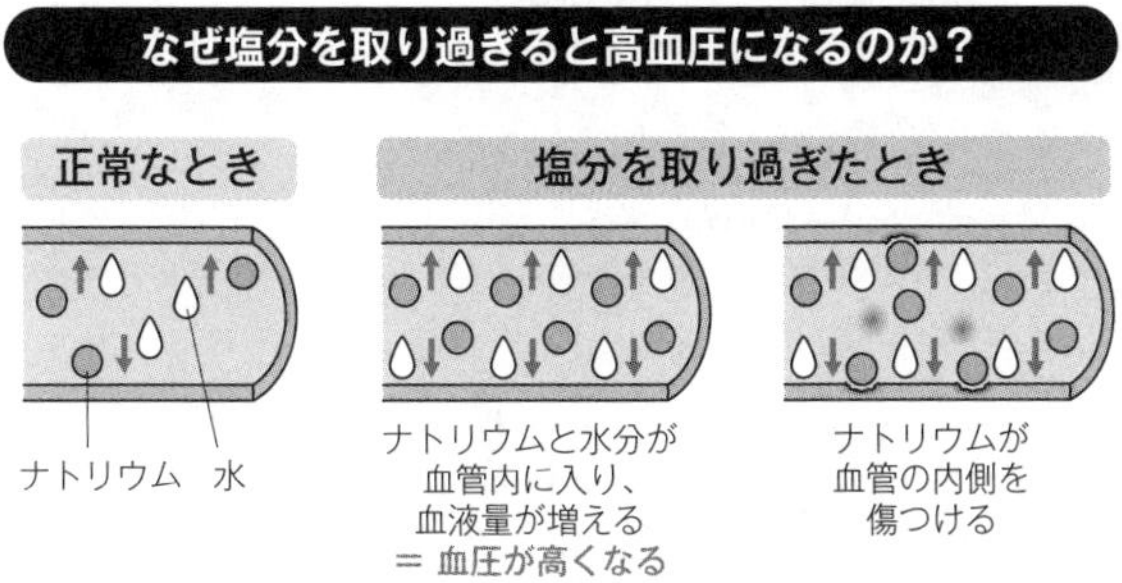
なぜ塩分を取り過ぎると高血圧になるのか？
正常なとき
塩分を取り過ぎたとき
ナトリウム
水
ナトリウムと水分が
血管内に入り、
血液量が増える
＝ 血圧が高くなる
ナトリウムが
血管の内側を
傷つける

います。

では、なぜ、塩分を取り過ぎると高血圧になるかわかりますか？　簡単にご説明しましょう。

塩分を取ると血中の「ナトリウム」の濃度が上昇します。**人体では血中のナトリウム量は一定になるよう調整機能が働きます。**

塩分過多になるとナトリウムの濃度を薄めるため、体は血中の水分を増やそうとします。

塩辛いものを食べると、のどが渇きますね。あれはこの機能が働いているからです。

血中の水分が増えるということは、血液の量が増えるということ。当然ながら血圧は上がりやすくなります。ホースの中にたくさんの水が流れ込むとパンパンになりますよね。それと同じです。

一時的に塩辛いものを食べて血圧が上がっても、余

1日の塩分摂取目標 ▶▶▶

「8g以内」を目指しましょう！

食塩だと小さじ1と1/3程度

分な水分やナトリウムはすぐに排出されて元に戻るのですが、高血圧になりやすい体質に加えて、日常的に塩分を取り過ぎると排出が追いつかず、高血圧になってしまうのです。

また血中にナトリウムが過剰にあると、**ナトリウムが血管壁に入り込み、血管を収縮させて血圧を上げてしまいます。**

また塩分の取り過ぎはそれ自体、**交感神経を刺激して、血圧を上げる原因を作ります。**もはやトリプルパンチです。

日本高血圧学会は、塩分の摂取量の目標を**「1日6グラム未満」**としていますが、実際患者さんを指導していても、この数字はなかなか難しいと感じます。

現在、日本人の平均塩分摂取量は1日10グラムですから、これをいきなり半分に減らすのはちょっと厳しいですね。

そこで私は**「1日8グラム」**を提案しています。8グラムを続けて薄味に慣れたら、さらに減らしていくことも可能です。食事は人生の楽しみのひとつです。おいしく食べて減塩生活を実践しましょう。

減塩ヒント！1
ドレッシングを使わない

後に述べるように、血圧を下げるためには「野菜たっぷり」は基本です。野菜はサラダで食べる人も多いと思いますが、その際、ドレッシングは最小限にしましょう。**エキストラバージンオリーブオイル大さじ3杯に、酢大さじ2杯を加え、少量の砂糖とレモン汁で味つけした「手作り減塩ドレッシング」（2人分）もおすすめ**です。

私もいつもベジファースト（野菜から食べる）を実行していますが、サラダにはおかずの肉料理をのせて、ドレッシングやマヨネーズなどはかけずに食べることも少なくありません。

減塩ヒント！2
「隠れ塩分」に注意する

味噌汁や塩辛い漬物、醤油をなるべく避けるという工夫は多くの方がされているでしょうが、意外と見落としがちなのが**「隠れ塩分」**。

ポン酢、めんつゆ、だしの素、うま味調味料……どこの家にでもある調味料ですが、これらにも塩分が入っています。

洋食で肉や魚料理にかかってくるソース、焼き肉のタレもそうです。

またハム・ソーセージ、さつまあげなど練り物製品、レトルト食品、カップ麺なども意外と塩分が多いものです。表示をよく見て買いましょう。

減塩ヒント！3

柑橘類やスパイスを上手に利用する

レモンやゆず、すだちなど柑橘類を上手に使うことで塩分をセーブできます。たとえば焼き魚に醤油をかけるのではなく、レモンやすだちをしぼっていただくなど。使いやすいレモン汁も売られていますのでおすすめです。また、三つ葉や生姜、大葉などの香味野菜やスパイスも減塩に役立ちます。

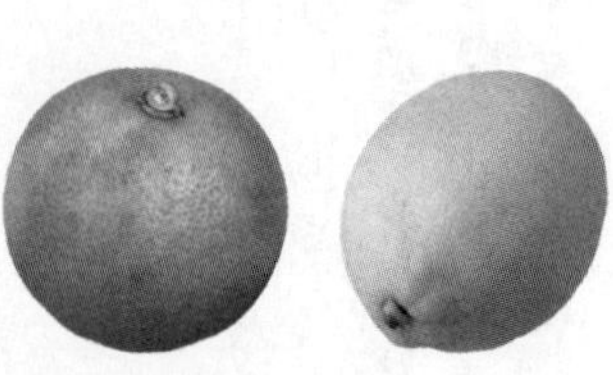

「塩分が多い調味料」大さじ1杯あたりの塩分量

塩	17.8g
濃い口醤油	2.6g
薄口醤油	2.7g
ポン酢醤油	1.3g
ウスターソース	1.5g
ケチャップ	0.5g
めんつゆ(3倍濃縮)	1.7g
トウバンジャン	3.0g
オイスターソース	2.1g
焼き肉のタレ	1.4g
固形コンソメ(キューブタイプ1個)	3.8g
顆粒だしの素	3.9g

「塩分が多い加工品」100gあたりの塩分量

ハム(長期熟成)	5.6g
ウインナーソーセージ	1.8g
さつまあげ	2.0g
かまぼこ	2.5g

減塩ヒント！4

ラーメンやうどんのつゆは残す

ラーメンはお店のものでも、インスタントでも、1杯で塩分は6グラム前後、中には10グラム超えのものもあります。かけうどんやそばも1杯に4～5グラムの塩分が含まれています。スープや汁を飲み干してしまったら、それだけで1日の塩分量を取ってしまうことになります。スープやつゆをつい飲み干してしまうという人、自分の健康のためにできるだけ残しましょう。

減塩ヒント！5

「かける」のではなく「つける」

醤油やソースは、直接かけるのではなく、小皿に入れて、**「つけて」食べる方式**にしましょう。これなら塩分の調節がしやすく、減塩できます。

池谷式
「血圧を下げる食べ方」
2

「1日400グラム」の野菜を食べる

野菜には「**カリウム**」が多く含まれます。カリウムは血圧を上げる原因である**ナトリウムを排出し血圧を下げる**効果が期待できます。

また、野菜には**水溶性の食物繊維**が多く含まれますが、これは**血糖値の急上昇を緩やかにしたり、余分な塩分やコレステロールの排出を促したりしてくれます。**いずれも血管の若返り、血圧を下げるには大切な要素です。

では、野菜はどのぐらい食べればいいのでしょうか。

厚生労働省が推進する健康作り運動「健康日本21」では「**1日350グラム以上**」の野菜を取ることが推奨されています。

一日の野菜摂取量の目安

厚生労働省「健康日本２１」
一日の野菜摂取量の目安は…

緑黄色野菜	120g	淡色野菜	230g

⬇

血管のためにプラス50gして、

1日400gを目標にしましょう！

ところが現在の日本人の野菜摂取量はどの年代においてもその量に達していない状況です。

しかもこの350グラムという量は最低限の摂取量です。

私としてはこれを上回る**「400グラム」を目標**にしてほしいと思っています。

「野菜400グラムを取るなんてムリ！」という声も聞こえそうですが、炭水化物の食べ過ぎを防ぐためにも多めの野菜や大豆などの摂取が欠かせません。

ちなみに、私はほぼ毎日、この量をラクラククリアしています。

では、私の実践している方法をご紹介しましょう。

野菜をたっぷり取るヒント 1

朝は野菜ジュース！

我が家では朝食には**「手作りの野菜ジュース」**を飲むのが習慣です。

私がいつも飲んでいるのは、にんじんとりんごをベースとして、レモン汁やスプーン1杯のエキストラバージンオリーブオイルを加えた特製ジュースです。

今まで野菜をあまり食べていなかった方に急に「野菜をたくさん食べよう」といっても難しいものですが、野菜ジュースなら取り入れやすいのではないでしょうか。

1日の食事で必要でありながら不足しやすい野菜を、まず朝にしっかり摂取しておくことは大切です。

しかし、朝からサラダや野菜炒めを食べるのは少々きついかもしれませんね。その意味でも、手作り野菜ジュースは、おいしく飲みやすいので、おすすめです。

作るのが面倒ならば、市販のトマトジュースにレモン汁とエキストラバージンオリーブオイルを加えて飲むのでもいいですよ！

池谷式にんじんジュースの作り方

材料

にんじん　1本半（約250グラム）
りんご　2分の1個
レモン　2分の1個（レモン汁でもOK）
エキストラバージンオリーブオイル　小さじ1または2分の1

作り方

材料をよく洗って皮ごと低速回転のジューサーでしぼり、スプーン1杯ほどのオリーブオイルを加える。

＊季節によって旬の野菜、キウイや柑橘類など低糖質の果物を加えるのもいいでしょう！

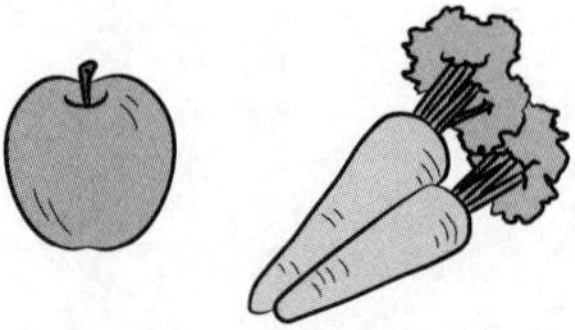

ワンポイントアドバイス

よく「ジューサーではなくミキサーではダメですか?」と聞かれますが、ミキサーで作ると食物繊維が多過ぎて飲みづらいので、ジューサーをおすすめしています。「おいしい!」と思って飲めることが、続けるためにもっとも大事なことです。

ミキサーの場合は、にんじんとりんごの量を半分にして、少し水を加えるといいでしょう。

野菜をたっぷり取るヒント 2

コンビニランチで1日の野菜を摂取!

診察の日のランチは近くのコンビニエンスストアで調達することがよくあります。

「コンビニのご飯なんて体に悪いのでは？」と思われるかもしれませんが、最近はコンビニでもヘルシーな食品を多くそろえています。選び方次第でヘルシーなランチになります。

とくにサラダのバリエーションはすごいですよ。私は、**野菜たっぷりのサラダに蒸し鶏や卵**などタンパク質がトッピングされたものをよく選びます。

さらなるタンパク質の補強のために、**蒸し大豆**や**チーズ**をちぎってトッピングしたりもしています。

冬場は、サラダは小さなものにして、**具だくさんの野菜スープ**にすることもあります。私の場合、ランチだけでも1日の目標摂取量である350グラムの野菜を取ることができています。

野菜をたっぷり取るヒント3

料理を習慣づける

3食すべてを外食やでき合いのもので済ませようとすると、どうしても野菜不足になってしまいます。日常的に料理の習慣をつけたいものです。

料理といっても簡単なものでいいのです。

89ページで紹介したトマトソースの缶詰に野菜を入れて煮込んだり、市販のスープにブロッコリースプラウトをトッピングしたり。

自分で調理をすれば工夫次第で野菜はいくらでも取れますよ！

池谷式「血圧を下げる食べ方」③

「急な血糖値の上昇」を防いでメタボ解消

肥満と高血圧は深い関係にあります。

太って体が大きくなればなるほど、全身に酸素と栄養を送り届けるために必要な血液量も増え、それを押し出す心臓の負担も増します。

また肥満の中でも気をつけたいのが、**「内臓脂肪型肥満」**です。前述のように内臓脂肪からは、血圧を上昇させてしまう物質が分泌されます。

一般的に体重が**1キロ減るごとに1~3mmHgの血圧低下が期待できる**といわれています。また減量によって血管事故のリスクを軽減させることもできます。

「わかっているけどやせられないんです！」という声も上がりそうですね。

大丈夫、池谷式ダイエットなら、ラクラクやせることができます。なんといっても私自身が15キロのダイエットに成功した方法です。

なお池谷式ダイエットは食事とエクササイズの2部門で構成されていますが、エクササイズは第3章でご紹介しますので、ここでは食事法をご紹介します。

前項で紹介した血圧を下げるスーパーフードや食べ方のコツも上手に取り入れながら、楽しくダイエットしていきましょう。

まずは、あなたの肥満度をチェックしてみましょう！

STEP 1

ＢＭＩを計算する

ＢＭＩ＝体重(kg)÷身長(m)÷身長(m)

STEP 2

適正体重を計算する

適正体重＝〔身長(m)×身長(m)〕×22

STEP 3

腹囲を測る

腹囲をへその位置で計測(もっとも細い部分ではなく、おへそのまわりで水平に測ること)。
男性85cm以上、女性90cm以上はメタボとされます。

判 定

ＢＭＩ	判定
＜18.5	低体重
18.5≦～＜25	普通体重
25≦～＜30	肥満(１度)
30≦～＜35	肥満(２度)
35≦～＜40	肥満(３度)
40≦	肥満(４度)

池谷式ラクラク♪ダイエット その1

なんちゃって糖質制限

白米やパンなどの糖質を制限する**「糖質制限ダイエット」**が人気です。

糖質を食べると血糖値が上がり、「インスリン」が細胞の中に血中の糖分を取り込むように働きかけると前述しました。

さらにインスリンは、エネルギーとして使いきれずに余ってしまった物質を中性脂肪に変え脂肪細胞にため込む働きも有しているのです。

肥満で悩んでいる患者さんに食生活を尋ねると、やはりみなさん、**ご飯やパンやめん類、さらにお菓子や飴などを食べ過ぎている人が多い**ことに気づきます。

糖分をたくさん取ると、インスリンも大量に分泌され、その分余った糖質が内臓脂肪や皮下脂肪として蓄積し、太りやすくなるわけです。

インスリンは別名**〝肥満ホルモン〟**とも呼ばれます。**インスリンをなるべく出させない、つまり血糖値が急上昇しない食べ方をすることが肥満を防ぐ最大のコツ**といえます。

また、**血糖値が急上昇すると血管を傷つけ、動脈硬化を招きます。**

ただし、糖質を控え過ぎる、あるいは完全な糖質制限はおすすめできません。糖質（ブドウ糖）は私たちの生命エネルギー源となります。**適度に食べることは栄養バランスの点からも必要**なのです。

そこで私が勧めているのが**「なんちゃって糖質制限」**です。

一言でいうと、**食べ過ぎているご飯やパン、めん類などの炭水化物を控え、肉や魚、野菜などをしっかり食べる食事法**です。

炭水化物をどのぐらい減らせばいいかは人によって異なりますが、まずは**「今まで食べていた量の半分にすること」**を目安にしてください。

主食を減らした分は、野菜、魚、肉、大豆製品、海藻、きのこをたっぷり食べれば、エネルギー不足が防げます。お腹も満たされますので、空腹のストレスを感じにくくなります。食事全体の量は減らさないことがラクラクダイエットのコツです。

これが、池谷式「なんちゃって糖質制限」です！

制限するもの

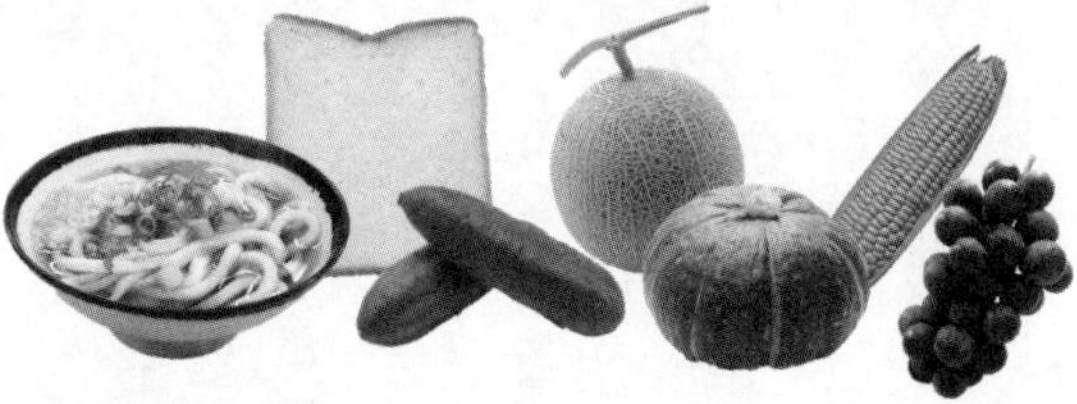

糖質を多く含むもの	白米、パン、めん類、とうもろこし、じゃがいも・さつまいも・さといもなどいも類、れんこん、かぼちゃ、栗、ぎんなん、空豆、小豆、甘い果物（メロン、ぶどう、柿など）

積極的に取るもの

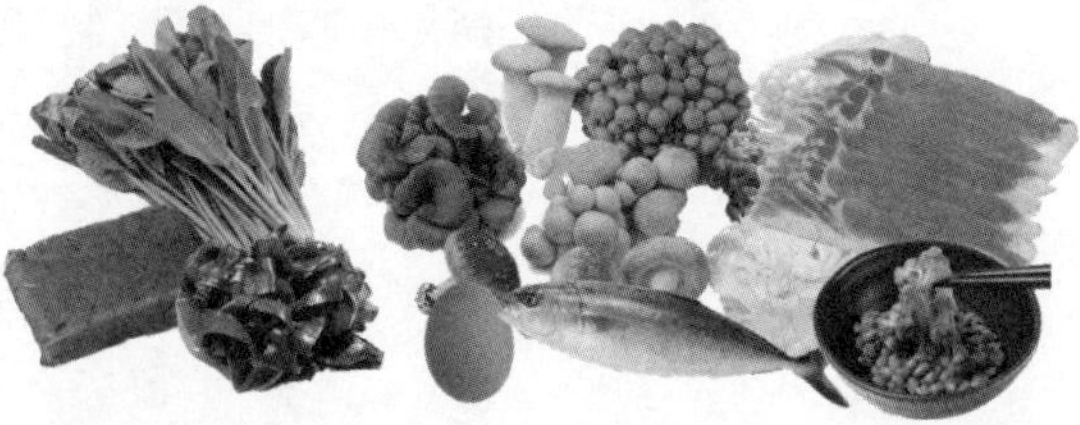

タンパク質を多く含むもの	肉、魚介類、卵、乳製品、豆腐・納豆・大豆など
糖質が少ないもの	野菜、きのこ、海藻、こんにゃく、寒天など

ワンポイントアドバイス

「なんちゃって糖質制限」はあくまで「なんちゃって」ですから、あまりガチガチに厳しく考えなくて大丈夫です。

私も外食でたくさん食べてしまうことがあります。そんなときは翌日の食事をちょっと控えるなどの工夫をしています。

ダイエットで大事なことは続けること。そのためにもゆるーく気軽にいきましょう！

池谷式ラクラク♪ダイエット その2

ベジファースト、ソイファースト

先ほど血糖値を急上昇させない食べ方が大事だと述べましたが、そのためにはなんといっても**「食べる順番」**が大事になってきます。

最初に食べるべきは野菜。ベジファーストです。

野菜に含まれる食物繊維は〝やせホルモン〟と呼ばれる**「GLP-1（ジーエルピーワン）」**という物質の分泌を促し、食欲を抑えるとともに、食後の血糖値急上昇を抑えてくれる強い味方なのです。

食事の最初に糖質を食べてしまうと、血糖値がバーンと上がってしまいます。さらにインスリン分泌も過剰となり、肥満や動脈硬化のリスクを高めてしまうのでNGです。

とはいえ、野菜が先に食べられないときもあると思います。

そんなときは**大豆製品を先に食べる「ソイファースト」**でもOKです。大豆も食物繊維が豊富ですから、血糖値の急上昇を抑えてくれます。

とくに、大豆のタンパク質は、食後の満腹感を高めてくれるので、炭水化物の食べ過ぎ防止にも役立ちます。

外出先で急にラーメンを食べることになったなどという場合は、**「野菜ジュース」**が便利です。ただし甘みの少ないものを選んでください。また、トマトジュースもおすすめです。

時間を選べばおやつもOK！

ダイエット中は甘いものと手を切りましょう……と言われますが、甘党にはつらいですよね。実は私自身が無類の甘いもの好き。以前、15キロダイエットしたときもおやつは欠かしませんでした。

好きなものをガマンしてストレスをためるよりも、上手に取り入れたほうが絶対にダイエットは長続きします。

実はおやつは**「時間」が決め手**なのです。

私たちの体には**「BMAL・1（ビーマルワン）」**という遺伝子がありますが、これは体内時計に関係する遺伝子であると同時に、**脂肪の分解を抑制して、体内にため込む働き**をしています。

最近の研究でこのBMAL・1は1日のうちで働きの強さが変動することがわかりました。**午後の2時前後が一番弱く、6時ごろからまた強くなっていきます。**

これから考えるとBMAL・1の作用がもっとも弱い午後2～4時の間におやつを

BMAL-1は1日の中でこんなに変動する！

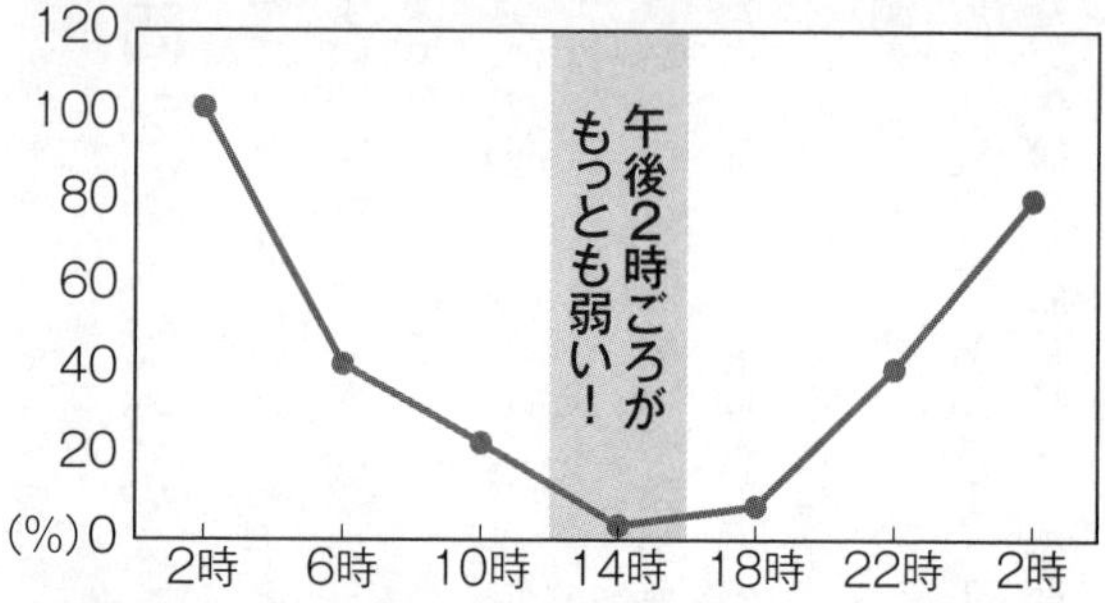

出典:榛葉繁紀·監修「太らない時間に食べる!体内時計ダイエット」(マガジンハウス)より

どうしても脂肪分や糖質を食べたいときは適量を午後2時前後に取るのがベスト!

食べれば、脂肪として蓄積される可能性が低くなるということです。

私の場合はおやつを食べる場合には、午後の診察の始まる3時ごろに、具体的にはブラックコーヒーとともにチョコレートやクッキーなどを少量つまみます。

ワンポイントアドバイス

最近の研究でカフェインに脂肪燃焼効果があることがわかりました。私がおやつと一緒にコーヒーをいただくのもこの効果を期待してのことです。コーヒーでなくても、紅茶や緑茶でもいいでしょう。

ゆっくり食べる

血糖値を急上昇させないためには**「食べる速度」**も大事です。

食事を始めると血糖値が上昇し始め、これを脳の満腹中枢が感知して「もう満腹だから食べなくていい」というサインを出します。ところが脳が血糖値の上昇を感知するまで約15分、かかるといわれています。

ですから早食いの人は脳から「満腹」という指令が出る前に、食べ過ぎてしまうことになりがちです。同じ量を食べるにしても、ゆっくり食べるのと早く食べるのでは血糖値の上昇カーブが違います。血糖値が急上昇すると肥満の原因になるばかりか、血管を傷めてしまいます。

食事はゆっくり食べたほうがやせる。昔から言われることですが、忙しい現代人はなかなかできていないのも事実です。よく噛む、途中で箸を置くなど、工夫してみましょう。丼物やめん類はどうしても食べるスピードが早くなりがちなので、主食以外の品数を増やすことも大事です。

池谷式ラクラク♪ダイエット法　その5

「隠れ糖質」を見抜こう

「なんちゃって糖質制限」を始めたA子さん。数週間経っても思わしい効果が出ません。ちゃんとご飯やパンの量を控え、野菜もたっぷり取っているのにもかかわらず……です。ところがよくよく聞いてみたら、A子さんはポテトサラダや焼きいも、かぼちゃの煮物が大好物で常食しているというのです。これでは「なんちゃって糖質制限」の効果を半減させてしまいます。

主食となるご飯やパン、お菓子以外にも**「糖質を含む食べ物」**は結構あります。じゃがいも、さつまいもといったいも類のほかに、とうもろこし、レンコン、かぼちゃ、空豆、春雨、くずきりなども糖質が多めです。こうした糖質の高い食べ物を食べるときは、それでご飯に相当する糖質を取ってしまっていると考えて、ご飯を控えるか、カットしましょう。ステーキのつけ合わせのフライドポテトやスイートコーンのソテー、ルーを使ったカレーやシチュー（ルーに小麦粉が含まれる）、肉じゃがなど「隠れ糖質メニュー」は意外と多いものです。気をつけましょう。

第3章

ストレス解消・肥満解消にも!

ゾンビ体操、1分間正座……超簡単!「降圧エクササイズ」

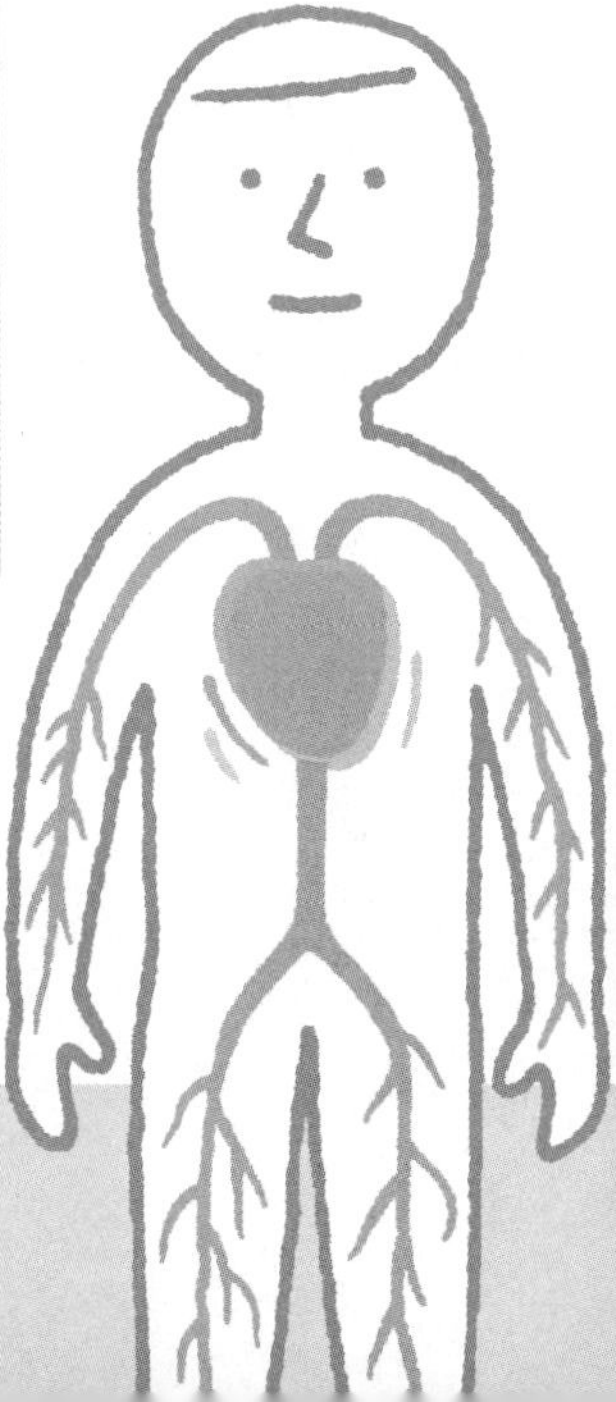

「簡単で楽しい！」から、誰でも無理なく続けられる

本章では末梢血管を開き、血圧を下げるためのエクササイズをご紹介します。

運動で大事なことは継続して行うことです。

たまに思い立って10キロ走るよりも、**毎日10分でいいから歩くとか、食後に体操をするほうがいいのです。**

ところが患者さんに、

「運動を毎日の習慣にしましょう！」

というと、みなさん渋〜い顔をされます（笑）。

そしてそれはもう口々に「できない理由」を述べ始めるのです。時間がない、場所がない、膝が痛い、腰が痛い、つらい、寒い、花粉症で外に出られない……などなど。

そこでどうしたらみなさんに運動をしてもらえるのか、必死で考えました。そして

生み出したのが**「池谷式エクササイズ」**です。

池谷式エクササイズなら、どんな人も毎日の生活に取り入れてもらえます。

それはなぜかというと**「簡単で楽しいから」**です！

これには自信があります。

どんなに体にいい運動でも、苦しかったり、やるのが面倒だったりしたのでは続きません。池谷式は簡単で楽しいから「習慣」にできるのです。

ワンポイントアドバイス

運動にあたっては、高血圧の人、狭心症、心筋梗塞、不整脈などの心血管病、その他持病のある人は危険な場合があります。事前に医師に相談しましょう。

「NO有酸素運動」と「血管ストレッチ」で血管がしなやかに若返る！

池谷式エクササイズは「2種類」に分かれます。

ひとつは、**ゾンビ体操やウォーキングなどの「有酸素運動」**です。

適度な有酸素運動が血圧を下げることはよく知られます。

では、なぜ有酸素運動によって血圧が下がるのでしょうか。

有酸素運動により、エネルギー源として糖質や脂質が消費され、動脈硬化の原因となる生活習慣病が改善します。

このとき運動によって内臓脂肪が減少するとともに、全身の筋肉量が増加するので、エネルギー消費量も増え、ますます運動による内臓脂肪の燃焼も加速します。肥満の解消は高血圧の改善に役立つことが研究でも明らかにされています。

また、運動により筋肉からは「**ブラジキニン**」という物質が分泌されます。ブラジキニンは血管内皮細胞からの「NO《エヌオー》」の分泌を促します。この「NO」が末梢血管を拡張します（63ページ）。

有酸素運動は末梢血管をしなやかに保ち、開きやすくするためにとても有効な方法なのです。


もうひとつは**血管を「収縮・拡張」させるエクササイズ（血管ストレッチ）**です。

これは血管を圧迫し、いったん血流をストップさせてから、圧迫を解放して血流を再開するエクササイズです。

血液は、**一度その流れを止めてから再開すると、血流が血管内皮細胞を刺激して「NO」の分泌を促します。**先ほどの説明の通り、「NO」は末梢血管をしなやかに開いて血圧を下げるのです。

では早速、私と一緒に取り組んでいきましょう！

NO有酸素運動 その1

ゾンビ体操+αバージョン

ゾンビ体操は私のオリジナル体操ですが、最近では認知度も上がってきているようで、「ゾンビ体操の先生ですね!」などと声をかけられることも増えました。

ゾンビ体操は場所を選ばず、手軽にいつでもできる有酸素運動です。1セット行うと約10分間のウォーキングをするのと同じぐらいの運動効果を得ることができます。**3セット行えば約30分ウォーキングしたのと同程度**ということです。今回はここにプラスαして、「血管ストレッチ」を加えることで、さらなる血圧低下効果を狙っていきましょう。

ゾンビ体操+αのやり方

①基本姿勢

お腹に軽く力を入れて背筋をすっと伸ばして立つ。

②イヤイヤ&その場でジョギング（基本のゾンビ体操）

子どもがイヤイヤをするように上半身を揺らして腕をブラブラ、同時にその場でジョギング（足踏みでもOK）【1分間】。

③ギュッと力を入れて脱力（+α）

足踏みを止め、両手の拳を握って、両腕を胸の前でクロスします。何かを強く抱きかかえるようにして、両腕と、両手に力を入れましょう。20秒数えたら両腕を下ろして脱力（力を入れるときは息を止めない。口を少し開くとよい）。

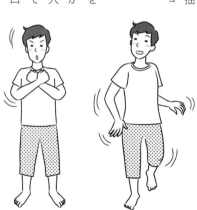

④「イヤイヤ&その場ジョギング」（②）を1分、「ギュッと力を入れて脱力」20秒（③）を3回繰り返します。

ワンポイントアドバイス

ゾンビ体操＋αは1回約5分。日常生活の中にいかに取り入れるかがポイントです。仕事の休憩時間に、昼休みに、家でテレビを見ながらと、細切れ時間を見つけて、できる限り行いましょう。肩のこりもほぐれ、リラックス効果もあるのがゾンビ体操のいいところです。

ゾンビ体操の唯一（？）の欠点は、動きが少々ユーモラスというか、コミカルなために人前でやりづらいことでしたが、幸いにも近ごろはみなさんに広く知っていただいてきているようです。

今後は職場でも堂々と行える日が来るかもしれません。

NO有酸素運動 その2

ウォーキング＋ドローイン

ウォーキングは多くの人が安全にできる有酸素運動です。わざわざそのための時間を作らなくても、犬の散歩、食後に散歩に出る、一駅手前で電車を降りて歩くなど、工夫次第でいくらでも生活に取り入れることができます。

要は「なるべく歩く機会を増やす」ということです。1回は10分だとしても、続けることで違ってきます。

ウォーキングは、**いつもより5センチ歩幅を広げ、少し速足で行います。強度としては「軽く息が切れるけれど、人とおしゃべりができる」ぐらいがベスト**です。あまり速足で勢いよく歩いてしまうと有酸素運動のゾーンから外れてしまうので気をつけてください。

またウォーキングの効果を高める方法として**「ドローイン」**があります。これはお腹をグッと引っ込めて、背筋を伸ばすもの。お腹と背中をくっつけるようなイメージです。ドローインはインナーマッスルを鍛えることができますから、脂肪を燃焼させ、お腹ぽっこりを解消してくれます。
ぜひウォーキングをしながらドローインをやってみてください。

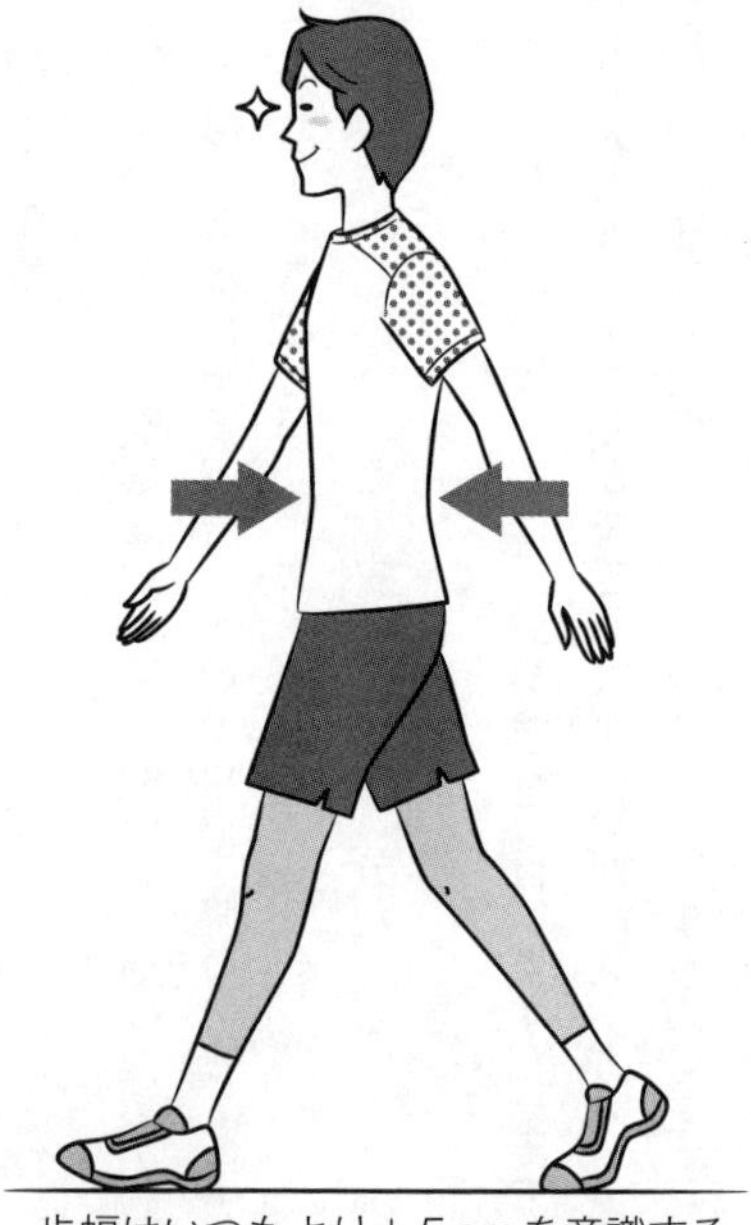

インナーマッスルも鍛えられる！
歩幅はいつもより＋5cmを意識する

ドクター池谷の熱血コラム

運動すると血圧は上がる？ 下がる？

「血圧を下げるためには運動をしましょうというけれど、運動中は血圧が上がると聞きました。いったいどちらなのでしょう？」

患者さんからこのような質問をされたことがあります。

これ、実はどちらも正しいのです。

確かに運動をすると血圧が上がります。全身に速やかに多くの血液を届けなければいけないから心臓はがんばって速く、多く拍動します。その結果、いつもは上が120ぐらいの人が、200近くまで上がることもめずらしくありません。

でも運動（有酸素運動）をすると、NO《エヌオー》が分泌されて、末梢血管が開きます。すると、末梢血管全体からの「跳ね返りの圧」はその分減少します。心臓から血管へ血液が送り出されるときの圧は高まるので、上腕血圧のピークは高くなりま

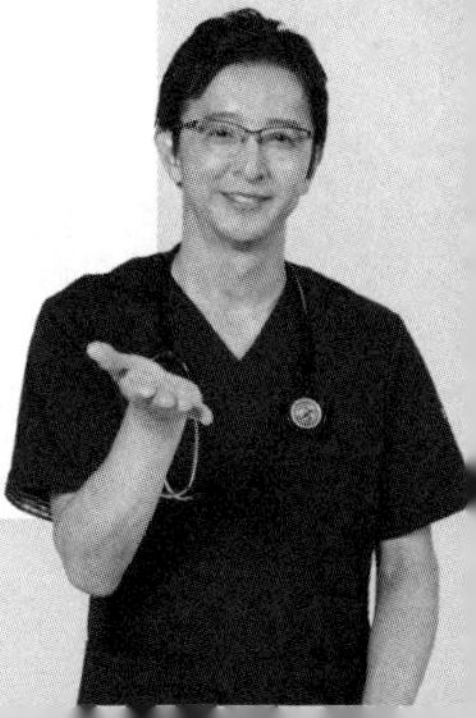

すが、中心血圧のピークを作る「跳ね返りの圧」はそれほど大きくならないので中心血圧の値は、上腕血圧ほどは高くなりません。

つまり上腕血圧で上が200まで上がっていたとしても、中心血圧はそこまで上がっておらず、心臓にはさほど大きな負担がかからないのです。

そうでなかったら、アスリートやマラソンランナーはみんな心不全で倒れてしまいますよね。

また長期的に有酸素運動をすることで心肺機能が高まり、血流がよくなり、血圧が下がることは多くの研究で明らかになっています。

ちなみに筋トレのような、息を止めて行う無酸素運動では末梢血管が筋肉に圧迫されてギュッと収縮するため、「跳ね返りの圧」が大きくなります。すると、中心血圧のピークも有酸素運動の際よりも高くなりやすく、心臓への負担もそれなりに大きくなるリスクが考えられるのです。

ですから、高血圧や心臓疾患のある方が筋トレなどをするときには医師に相談したうえでいきみ過ぎないようにするなどの注意が必要なのです。

血管ストレッチ その1

1分間正座

「正座がエクササイズ?」と驚かれるかもしれませんね。

正確には運動ではありませんが、**正座が血圧を下げるのに大いに役立ってくれる**のです。

正座をしているときは体重がふくらはぎにかかって、普段より血行が悪くなります。そのため立ち上がったときに一気に血管が開放されて血液がどっと流れ、血行がよくなるのです。

正座は足がしびれるほど長時間する必要はありません。というより、長くすると血行が悪くなってしまい逆効果です。

軽く足がジンジンするくらいがベストで、その時間はだいたい1分間です。

1分間正座のやり方

①1分間正座した後、
足を伸ばしてリラックスする。

②これを数回繰り返す。

ワンポイントアドバイス

膝の痛みなどで正座ができない方は、次ページでご紹介する「全身グーパー体操」でも同じような効果があります。ご自分にあった方法で、無理なく安全に楽しくやりましょう！

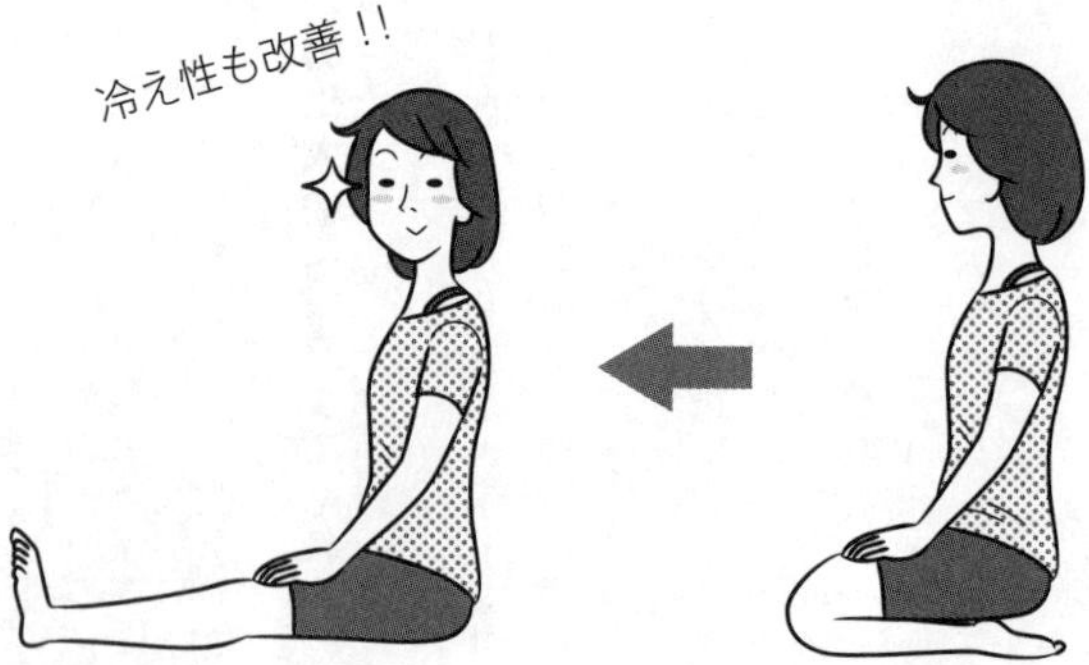

血管ストレッチ その2

全身グーパー体操

こちらは全身を使って「収縮・拡張」をすることによって血行が促進される体操です。

しかもこの動きをすることで全身がリラックスでき、ストレス解消もできます。ちょっと疲れたとき、ストレスがたまったときなど、ぜひやってみてください。

全身グーパー体操のやり方

①グー

床に座り、手のひらで腕をギュッと握りながら、全身でグーを作るように体を丸める。

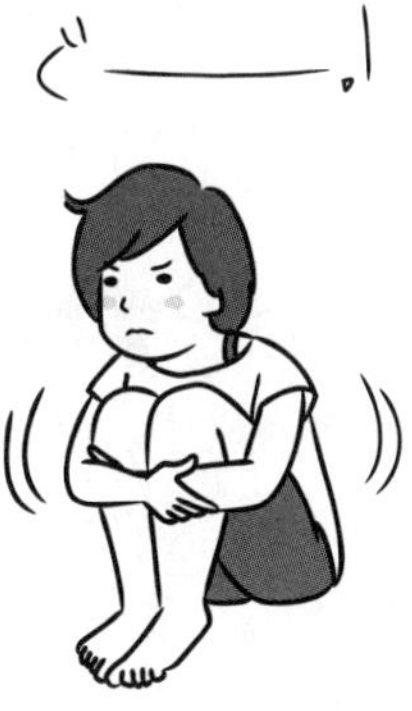

②パー
手のひらをパーッと開きながらバンザイをするように両手を広げ、上半身と足を大きく伸ばす。
③グーとパーを3回、繰り返す。

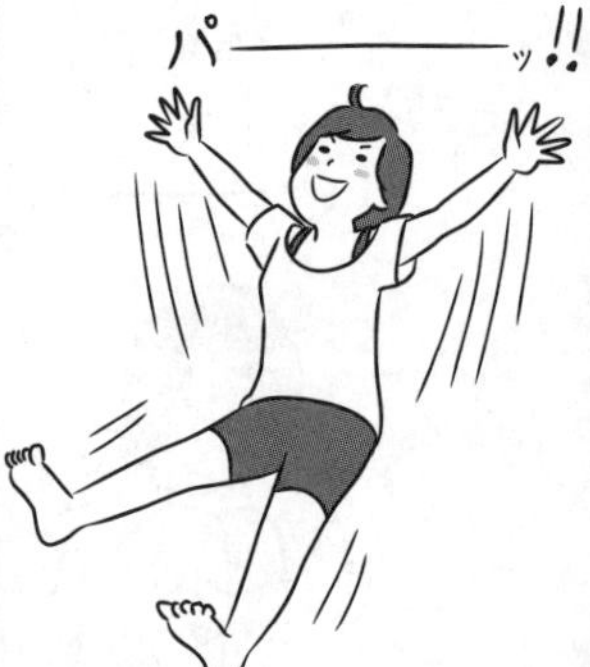

ドクター池谷の熱血コラム

血圧を測れば血圧が下がる!?

血管を「収縮・拡張」させるといえば、「血圧計」も同じ原理です。上腕を適度に締めつけて、開放する。その都度NO《エヌオー》が分泌され、末梢血管が開くのです。毎日の血圧測定が血圧を下げるチャンスになるなんて、なんとも「オトク」な話ではないでしょうか。

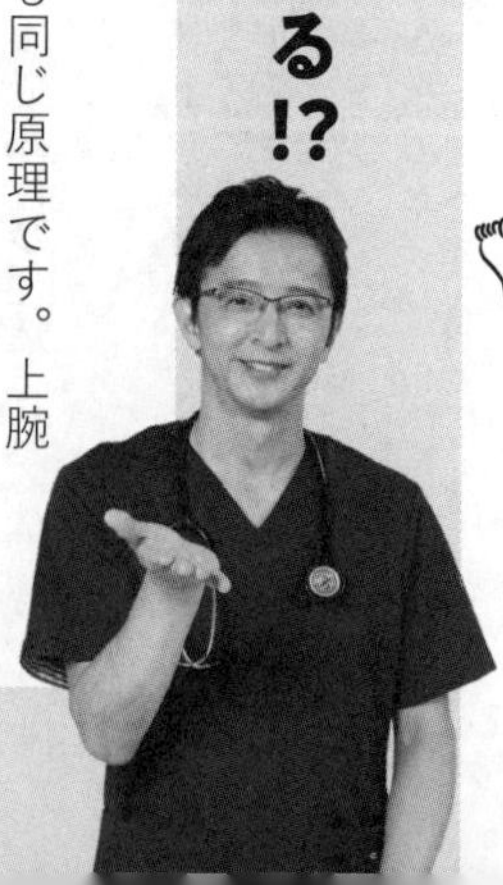

第4章

あなたの命と健康を守る！

24時間、365日「血圧の乱高下」を防ぐコツ

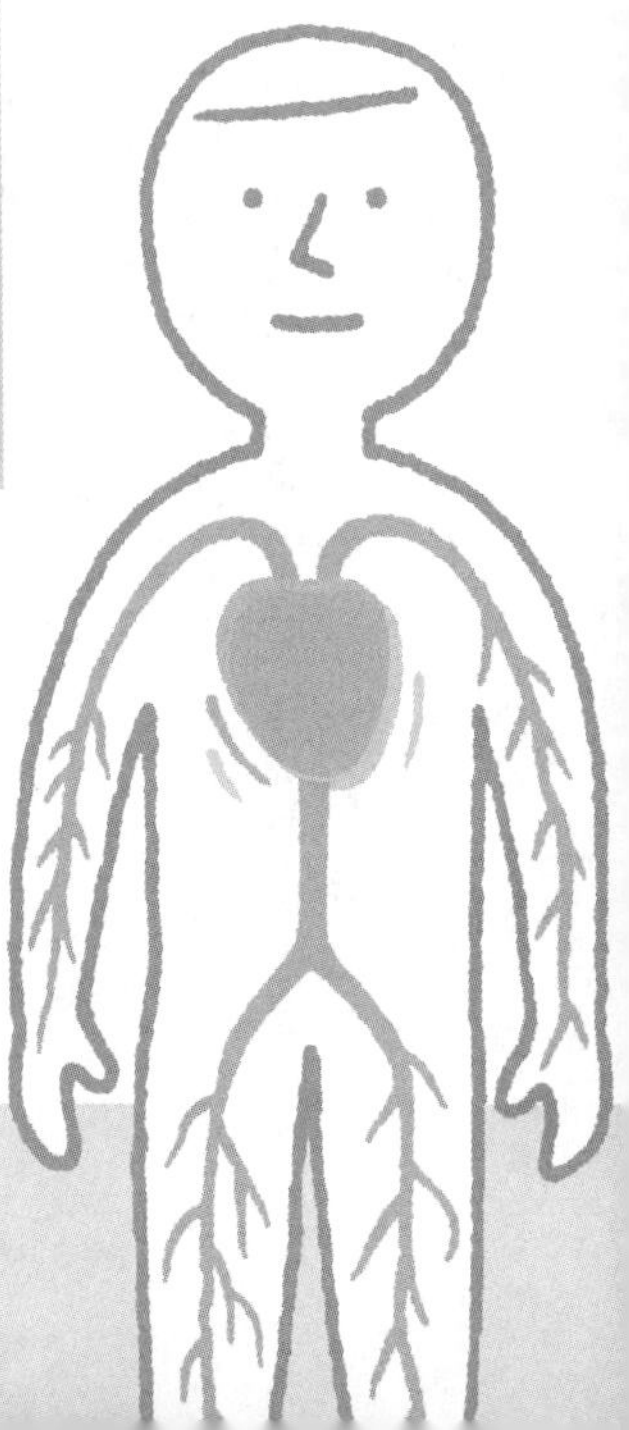

突然死、寝たきり……「血圧の乱高下」は血管事故のもと

この章では日常生活の中で簡単にできる「**血圧を下げるコツ**」についてご紹介していきます。

血圧は1日のうちで変動するといいましたが、**日常生活のちょっとしたことでも上がったり下がったりする**ものです。

たとえば、こんな行動をしていませんか？

寒い冬の朝、大音量の目覚ましで飛び起き、寒い洗面所で冷たい水でパシャパシャッと顔を洗う。朝食後、トイレでいきんで急いで用を済ませ、遅刻しそうになって走って駅へ……。

いかにもありがちな朝の光景かもしれませんが、これを「血圧」目線で考えたらとんでもないことになっているのです。

そもそも朝は交感神経が働いて血圧が上がりやすい時間帯です。そこへもってきてこれらの行動はすべて血圧を急上昇させるものばかり。

しなやかで動脈硬化が進行していない血管であれば、一時的な血圧の上昇には耐えられます。

ただし、血圧上昇を繰り返せば、動脈硬化や心不全などの原因となります。さらに加齢や生活習慣病によって動脈硬化が進行しているような場合には、血管壁が傷つきやすくなっているので、血圧の急上昇が血管事故のトリガーとなる危険性があるのです。

血圧をいたずらに上げないために

ほかにもたとえば、こういったことでも血圧は上がります。

「道で顔見知りの人と会って挨拶をした」

「会社に遅刻しそうになって慌てて走った」

「会社でミスをした部下に小言を言った」

「気になる人とすれ違ってドキドキした」

「ホラー映画を見て恐怖を感じた」

などなど……。


とはいえ、血圧を上げないように「何もしない生活」なんてできませんよね。

大事なことは、**いたずらに血圧上昇、血圧の乱高下をさせないこと**です。

こうしたことは知っていると知らないとでは大違いです。日常生活のひとつひとつの行動、ちょっとした工夫の積み重ねが、長い目で見れば血圧を下げることにつながるのです。知らないと損、やらなければ損なのです。

血圧をなるべく安定させるには

左ページの図をご覧ください。**血圧は1日の中で変動しています。**

朝は血圧が急上昇！　無理をしないことが大切！

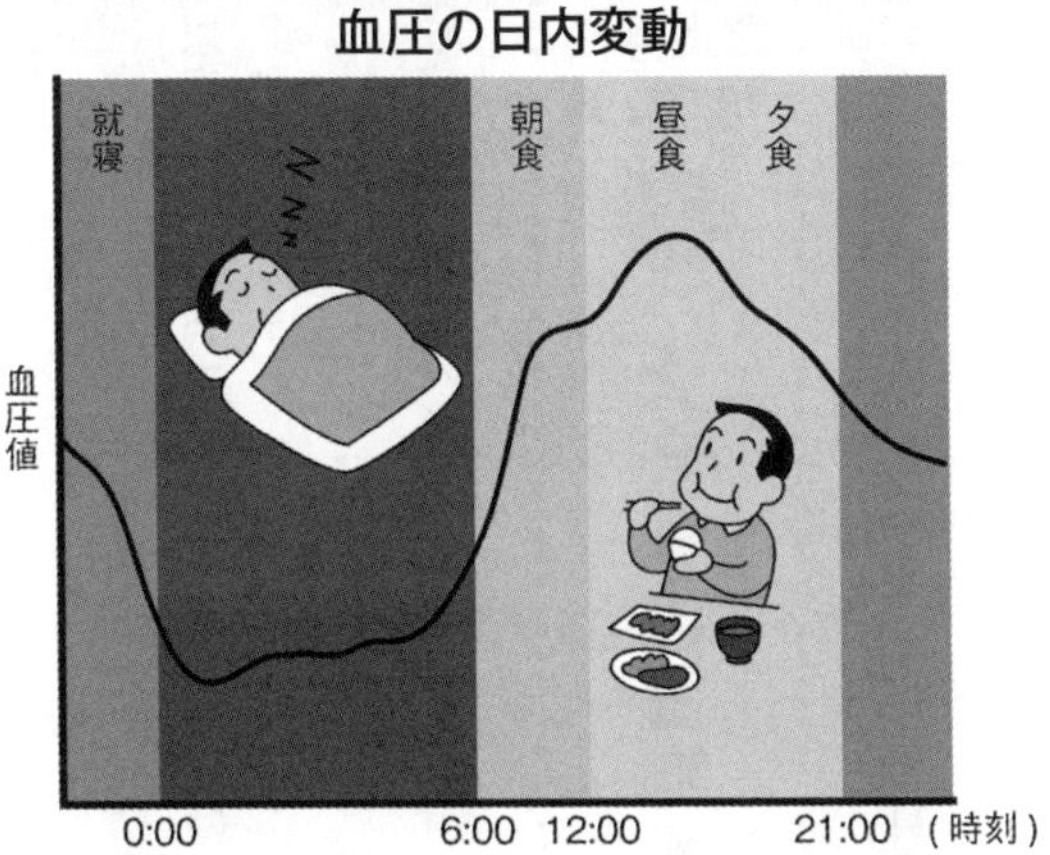

出典:北海道心臓協会

朝は「これから活動するぞ」ということで交感神経が働きますから、血圧も上がってきます。

そのまま日中は高めに保たれ、夜は副交感神経が働いてリラックスモードに入り、低くなっていきます。就寝中はさらに下がります。

まずはこのリズムを知り、それに応じた生活をすることが大事です。

ここで紹介するコツはすべて私自身も日常生活で実践していることです。血圧だけでなく、自律神経を整え、ストレス解消にもつながるものばかりですから、ぜひ実行してみてください。

朝 MORNING

朝は血圧の上がりやすい時間帯です。**脳卒中や心筋梗塞などの血管事故は起床後1時間以内に起こりやすい**のです。高血圧の人はとくに朝の時間帯に血圧を急上昇させないように気をつけましょう。

基本はスローペース。誰しも朝は慌ただしいものでしょうが、血圧、心臓の負担のことを考えて、なるべくゆとりをもって行動しましょう。

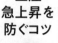

血圧急上昇を防ぐコツ 1 大音量の目覚ましで飛び起きない

朝、なかなか起きられないからと、目覚ましの音量を最大にセットしておく人がいます。

しかし気持ちよく寝ている最中に突然、大きな音が鳴り響いたら、交感神経は一発で緊張し、血圧はもう一気にパンと急上昇です。

目覚まし時計は最初は小さな音量でセットしておいて、徐々に大きくするスヌーズ機能を使いましょう。

音も奇抜なものではなく、小鳥のさえずりや波の音など、自然な音のほうがいいかもしれません。

あるいは早起きの家族がいるならやさしく起こしてもらうのもいいでしょう。くれぐれもいきなり布団をはいで「起きろ～～ッ！」なんて起こし方はNGですよ。

血圧急上昇を防ぐコツ 2

布団からいきなり飛び起きない

目が覚めるなり、「うわ～っ、寝坊した！」と布団から飛び起きるのもNG習慣。血圧は一気に急上昇です。とくに寒い冬は気をつけてください。

目が覚めたら、まずは布団の中でできる「ゾンビ体操・寝ながらできるバージョン」などを行い、軽くウォーミングアップしてからゆっくり起き上がりましょう。手でグーとパーを交互に行う「手のグーパー体操」でもいいでしょう。

それから起きてすぐ布団を上げるのも血圧を上げる行為。布団をたたんでヨッコラショと押し入れにしまう行為はなかなかの重労働です。まして冬は寝起きの肌寒い状態で力仕事なんて恐ろしいことです。

布団は起きて、少し行動してからたたみましょう。

ゾンビ体操・寝ながらできるバージョン

布団の中で手足を
ブラブラ揺らして目覚まし！

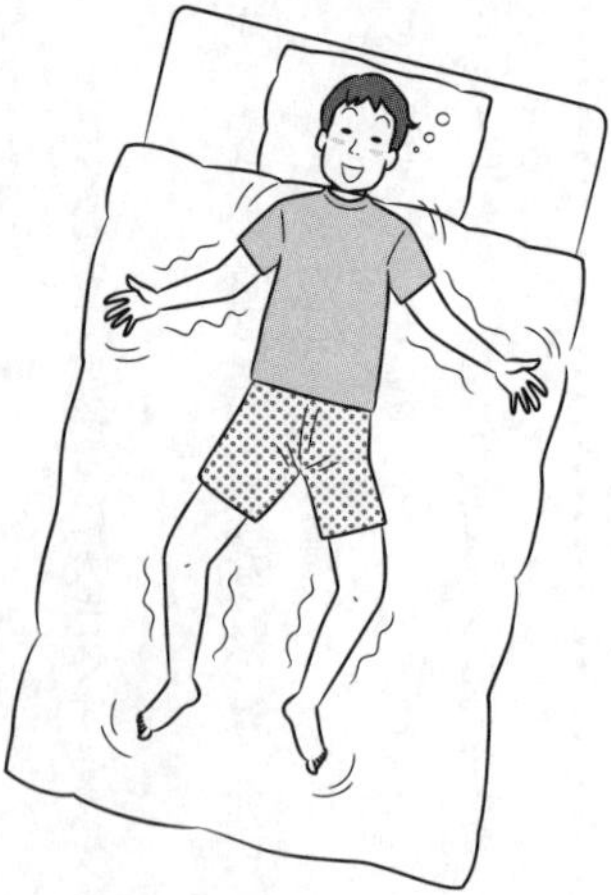

血圧急上昇を防ぐコツ 3
冬は冷たい水で顔を洗わない

冬、寒い洗面所で、冷たい水でバシャッと顔を洗う……。これもちょっと怖いぐらいの血圧、心拍数の急上昇が想像されます。

「冷たい水で洗わないと目が覚めない」「シャキッとしない」という意見もあるかもしれませんが、血圧のことを考えるなら、冬はぬるま湯で顔を洗うことをおすすめします。

血圧急上昇を防ぐコツ 4
トイレでいきまない

便秘気味、時間がないなどの理由で、トイレで思いっきりいきんでいませんか？

これも血圧をグーッと上げてしまう行為なのです。

「いきまないと出るものも出ない」という方、いきまなければならないような腸の状態は健全ではありません。改善することがなにより先決です。

ご自分の努力ではどうしても改善できないという人は、消化器内科や便秘外来を受診することをおすすめします。

また大でも小でも「トイレを我慢する」というのも血圧を上げます。20～30は軽く上がってしまいますから気をつけてください。

血圧急上昇を防ぐコツ 5

朝の運動は要注意！

朝早く起きてジョギングする人は多いのですが、実はこれは中高年にとってはちょっと考えものです。強度の強い運動を早朝に行うのは血圧を上昇させ、心臓、血管に大きな負担を与えます。

軽いジョギング程度といっても走ることはかなり激しい運動です。血圧の上がりやすい朝は避けたほうがいいのです。

また起きてすぐの体は脱水気味になっています。きちんと水分補給をしないといけない状態です。血液の粘性が高まり、血栓が作られやすくなっています。こんな状態でガンガン走ったら血管事故を起こしかねません。

走るのなら血圧の落ち着いている昼から夜にかけて行うほうがいいのです。

朝に運動をするなら、前章で紹介したゾンビ体操＋αやウォーキングをおすすめします。私も朝は部屋の中でゾンビになってラクラク運動しています。

血圧急上昇を防ぐコツ 6 朝は体を締めつける服装をしない

さあそろそろ家を出る時間です。ネクタイを結び、ベルトをビシッと締めて、さあ出勤！

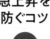

といきたいところですが、ちょっと待ってください。

締めつける服装は血圧を上げやすくしてしまいます。

そうでなくても通勤するだけで血圧は上がりがちなのです。朝から締めつける服装は避けましょう。

ネクタイなどはゆるめにしておいて、出勤してちょっと落ち着いたころを見計らって締め直せばいいのではないでしょうか。

女性も同じく、あまり締めつけるような服装は避けましょう。

血圧急上昇を防ぐコツ 7
駅まで大慌てで走らない

「まずい！　遅刻だ！」

大慌てで家を飛び出して駅まで走り、電車に飛び乗ろうとしたら、鼻先でドアが閉まってしまい、挙句の果ては駅員さんに「駆け込み乗車はおやめください！」と注意された……。

もうおわかりでしょうが、このときの血圧は恐ろしいほど跳ね上がっていることでしょう。

うんと若い人ならもちこたえることができるかもしれませんが、血圧が気になる世代の方はこのような行為は自重していただきたいと思います。

そもそも大慌てで家を飛び出すハメにならないよう、少し早めに起き、余裕を持って家を出たいものです。

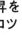

血圧急上昇を防ぐコツ 8
満員電車で力まない

満員電車で揺れに負けまいと力んで仁王立ちをしている人がいます。また、他者に押されてイライラしている人も多いでしょう。

満員電車というだけでも交感神経が刺激されて血圧は上がりがち。そんな中で力むのはよくありません。

ここは「血圧安定」に舵を切りましょう。

私のおすすめはつり革か手すりにつかまって安全を確保した上で、左右の足を前後にずらして立つことです。電車の揺れに無理に逆らわず、重心を前にかけたり後ろにかけたりを繰り返します。

この動作によってふくらはぎの血管をマッサージすることになり、血行をよくして、NO《エヌオー》を分泌してくれます。その結果、末梢血管が開いて血圧を下げることができるのです。

もし、人に押されてイラッとしたら、押し返さずに自分の頭の中を変えましょう。

「コツ⑫（153ページ）」を参照してください。

昼 DAYTIME

昼は活動期ですから、それに合わせて血圧も変動します。

職場でも家でも仕事や家事で体を動かすことで血圧が上昇しますが、それだけではありません。血圧は感情の変化にもすばやく反応するので、人間関係などでストレスや緊張を感じると急上昇することも少なくありません。なるべく「急上昇」をさせないよう、心と体を落ち着けて1日を過ごしたいものです。

血圧急上昇を防ぐコツ 9
職場ではこまめに席を立つ

体を動かす仕事の人はいいのですが、デスクワークの人はどうしても座りっぱなしになりがちです。

座りっぱなしだと血流が悪くなり、心血管疾患のリスクも高まります。

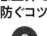

オーストラリアでは**1日に11時間以上座っている人は、1日2時間未満の成人に比べ死亡リスクが40％上がる**という報告がされています。

座りっぱなしを避けるためには、なるべくこまめに席を立つことです。

お茶は自分で入れに行く、コピーを取ったら少し遠回りして帰ってくるなど、工夫しましょう。

トイレも、もし可能ならば、少し遠い、違う階のトイレに行くといいのです。その場合はもちろんエレベータではなく、階段を使いましょう。

その際、ゾンビ体操で行けるといいのですが、職場ではちょっと難しいという場合は、ゾンビ体操・プチバージョンをおすすめします。または座ってできるゾンビ体操もあるのでご紹介しておきますね。

ゾンビ体操・プチバージョンのやり方

基本のゾンビ体操（122ページ）をぐっと抑えめに行う。足は小走り、上半身は大きくゆするのではなく、不自然でない程度に振る。

座ってできるゾンビ体操のやり方

①椅子に浅く腰掛けて、背筋を伸ばし、お腹に力を入れる。
②上半身だけイヤイヤ運動をする（30秒間）。
③腰の位置はそのままで、上半身を倒して背もたれに背中をつけ、両手で椅子の座面をつかむ。
④③の姿勢から、片足ずつ腿上げを行う（左右交互に3回ずつ）。
②～④を1セットとし、3セット行うとよい。

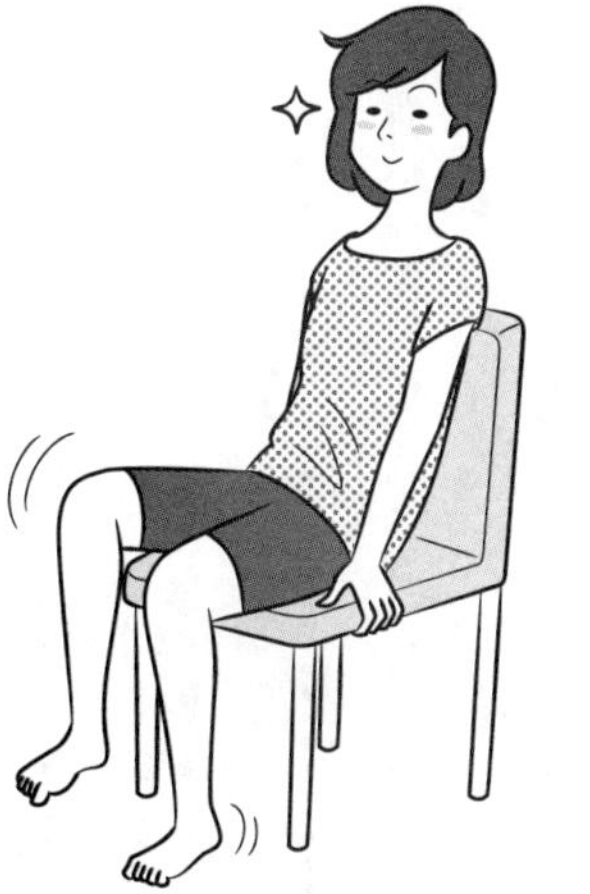

血圧急上昇を防ぐコツ ⑩

上手に小休止

仕事中は何かと緊張したり興奮したりと、交感神経が優位になって血圧が上がりがちです。

血圧のためにも、意識して小休止を入れ、リラックスタイムを持つことが大事です。好みのお茶を飲んでお菓子をつまむとか、軽い体操やストレッチをしてみるなど。短い時間であっても「ホッとできるひととき」を持てるよう工夫しましょう。

また昼休みは可能であれば、食後に昼寝をするといいのです。昼食後に眠くなるのは人間の自然なリズム。昼寝をすることで、過度に緊張しがちな交感神経をしずめることができます。

ただし昼寝は時間がポイント。あまりしっかり寝てしまうと、体内リズムを崩す一因となります。長くても20分ぐらいまでの仮眠がいいのです。

ドクター池谷の熱血コラム

ブレイクタイムにはチョコレート

私の場合は診察の最中は次から次へと患者さんを診《み》るので、息つく暇もありません。午前が終わって午後の診察が始まるまでの間がわずかに休める時間です。前述したように、ランチを取った後、午後の診察の始まる前にスイーツをいただくのが習慣です。

コーヒーと好物のスイーツでほっと一息。交感神経もしずまってきます。

和菓子も洋菓子も好きですが、よくいただくのはチョコレートです。チョコレートにはカカオポリフェノール、GABAが入っています。

GABAについては76ページで述べた通り交感神経の働きを抑える作用があり、カカオポリフェノールにも血圧を下げるために役立つ抗酸化作用があることがわかっています。チョコレートは少量であれば血圧にとてもいいおやつなのです。

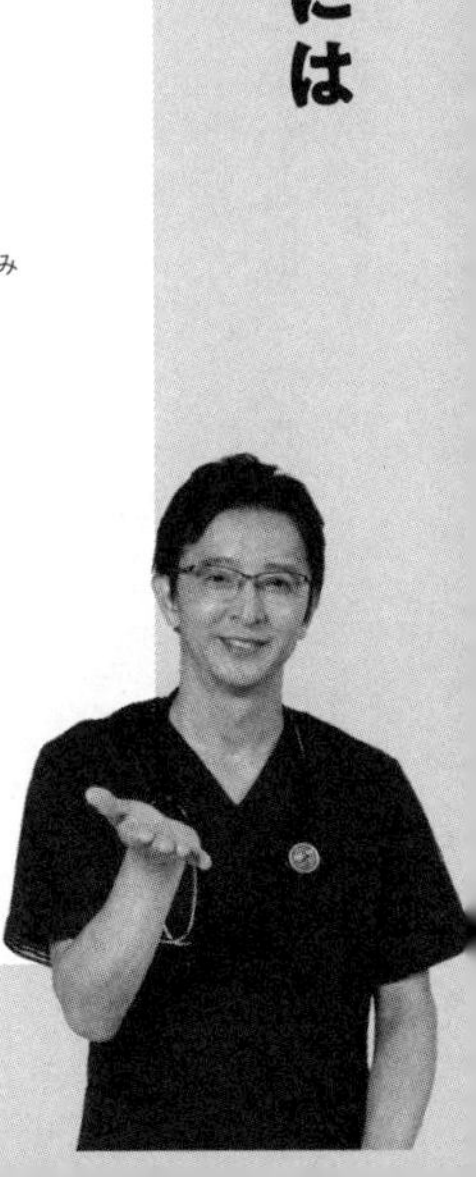

血圧急上昇を防ぐコツ 11

禁煙は「デフォルト」です!

タバコが肺ガンや肺疾患の原因となることはよく知られていますが、血圧にもよくありません。

タバコに含まれているニコチンが末梢血管を収縮させ、血圧を上げてしまうのです。**とくに上腕血圧のみならず、中心血圧を上昇させてしまうことが報告されており、全身の動脈硬化の原因となる**のです。

せっかく本書を読んで、末梢血管を開く生活を心がけても、タバコを吸ってしまったら台無しになってしまいます。

事実、つい先日もタバコをやめられなかった50代の男性患者さんが急性心筋硬塞で倒れてしまいました。

「わかっちゃいるけど禁煙はつらいんです!」「何度も挑戦したけどダメだった……」という人は「禁煙外来」の受診をおすすめします。

薬を使った治療はストレスが少なく、成功率も高いです。ぜひ活用してみてください。

血圧急上昇を防ぐコツ 12
「血圧メーター」を意識する

A社のM部長は人を怒鳴ることで有名です。

「お前はいったい、何度同じことを言ったらわかるんだ！」

「いい加減にしろッ！」

部下を前に立たせて、時には電話で、しょっちゅう人を怒鳴り飛ばしています。

もうおわかりかと思いますが、この瞬間、M部長の「**血圧メーター**」はギンギンに上がっているはずです。

怒って興奮すると血圧は簡単に上がりますから、血圧の高い人なら200近くにな

っているかもしれません。それで血管事故を起こしたら目も当てられません。

誰しも仕事をしていればイライラすること、腹の立つこともあるでしょう。

思わずカッと腹を立てて、時には人を怒鳴りつけたくなるかもしれませんが、そんなときは、こう考えてみてほしいのです。

「これは自分の血管を傷めつけてまで怒ることかどうか」

怒りに燃えている瞬間、あなたの心臓、血管では恐ろしいことが起こっているのです。その怒り・イライラは、あなたの大事な心臓、血管を代償にする価値のあるものですか？

そう考えたらほとんど、いやすべての怒りは手放したほうが得策であることがおわかりでしょう。

実際にハーバード大学の研究では**怒りを感じた直後、心臓発作のリスクは4・7倍、脳卒中のリスクは3・6倍増加する**ことが報告されています。

イライラすること、腹の立つことがあったとき、自分の健康と引き換えにできるか考えてみることで、「もうやめておこう」「これ以上怒鳴らなくていいや」というふうに思えて落ち着いてくるのではないでしょうか。

イライラを抑えるには「6・3・3呼吸法」が効きます。呼吸法を行うとストレスで緊張した体がほぐれます。体がほぐれると気持ちもほぐれるものです。

私も若いときと違ってムカッとすることはほとんどなくなりましたが、それでもたまには腹の立つこともあります。そんなときにはこの呼吸法で怒りをしずめています。

イライラが治まる！ 6・3・3呼吸法のやり方

①お腹をへこませながら口から息を吐く（6秒）。
②鼻から息を吸う（3秒）。
③止める（3秒）。
④①〜③を繰り返す。

＊この呼吸法は続けることでお腹をへこませるのにも効きます。

血圧急上昇を防ぐコツ 13

ビックリしない

電車で寝ていて「まずい！　乗り過ごした！」とハッと起きる、夜中の地震で飛び起きる、運転をしていて急に人が飛び出してきてヒヤッとする……。

ビックリすると血圧は急に上がります。

もちろん「日常生活でビックリしないよう気をつけましょう」といわれても困るでしょうが、驚いて脈が速くなることで血圧が上がっているという自覚は持ったほうがいいでしょう。

電車の中で少し仮眠したいときには、スマートフォンのアラーム機能を使ってバイブレーションで目覚めるようにするといいでしょう。

そして、「脈が速くなったな」と感じたら先の呼吸法で落ち着きを取り戻してください。

血圧急上昇を防ぐコツ 14

ムリな追い越し運転をしない！

日常的に車を運転するという人は多いと思いますが、気をつけていただきたいのは「追い越し」。実はあの瞬間にも血圧はかなり上がっているのです。そもそも運転をするだけでも血圧は上がるのです。

高血圧の人はとくに、何度も追い越しをするような運転の仕方はやめましょう。実際にそれで運転中に血管事故を起こした人は少なくありません。私のまわりでも運転中に心筋梗塞を起こした人がいます。本当に気をつけてください。

またこれはとくに男性に多いのですが、追い越されて腹を立てる人がいます。中には抜き返そうとする人さえいます。でもこれも腹を立てた自分がソンをするだけ。追い越されたら、「あの人は血圧が上がって気の毒だなぁ」と相手を思いやるぐらいの余裕を持ちましょう。法定速度を守って安全運転が一番です。

ドクター池谷の熱血コラム

私もちょっとした走り屋です……

実は車の運転に関しては、私もあまり人のことは言えません。車は好きなのでよく乗るのですが、高速に乗ると追い越し車線を走行することが多くなる傾向があります。

それでも自分より速い車が来たら「どうぞ、どうぞ」と譲るように心がけています。スピードを出したり、追い越しをすることは血圧上昇を招きます。

私も気をつけます。みなさんもどうか安全運転で行きましょう。

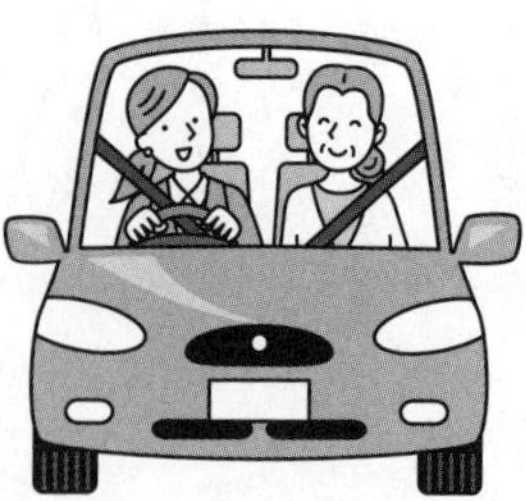

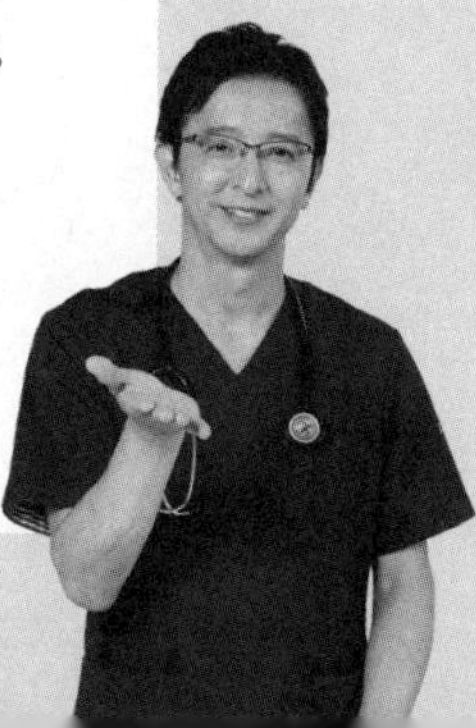

血圧急上昇を防ぐコツ 15

こまめに水分補給を

「血圧を下げる！」といっても、いつでも低ければいいというものではなく、時には「危険な下がり方」もあるのです。

とくに夏季に注意してほしいのが、過度な血圧の低下です。脳への血流が不足して、めまいや失神の原因となることも少なくありません。さらに脳の血管内の血流の低下は血栓の原因となり、脳梗塞を引き起こす危険性だってあるのです。また、冬の入浴中にも、発汗や体温の上昇により血圧が低下する可能性も高まります。

過度の血圧低下の背景には、脱水があります。食事を抜いたり、飲水が不足すると、気づかぬうちに脱水になりやすくなります。とくに、高血圧に対して降圧剤を内服している人には過度の低血圧が生じやすいので注意が必要です。

また、アルコールを飲んだ際にも、低血圧を生じやすいので飲酒後の入浴は避けましょう。

夜 NIGHT

午後から夜に向かって血圧は下がっていきます。この時間帯に興奮したり、怒ったりして血圧を上げてしまったらもったいないです。**血圧が自然に下降していくよう、リラックスして過ごしたいものです。**

血圧急上昇を防ぐコツ 16

家に帰ったらリラックスに努める

1日がんばって仕事をして帰宅。ここからはゆっくりリラックスモードにシフトしましょう。リラックスして交感神経をしずめることで末梢血管が開いて血圧も下がっていきます。このとき、自分なりのリラックス法を持つといいでしょう。好みの音楽やアロマテラピーなど。もちろん軽い有酸素運動も血圧を下げる効果があります。

スマホゲームやテレビゲームをする人も多いでしょうが、少なくとも就寝前の2～

3時間はやめましょう。これらの画面から発せられるブルーライトは交感神経を緊張させ、血圧を上げやすいのです。また布団に入って寝る直前までスマホを見ている人がいます。安眠のためにもスマホは遠ざけて寝てください。

血圧急上昇を防ぐコツ 17
「パートナーの高血圧の原因」にならない

健康診断や診察室では誰もが緊張していつもより血圧が高くなりがちです。ところがこれとは逆に、職場や家庭など、「特定の場所」で高血圧を示すことがあります。これを**「仮面高血圧」**といいます。

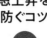

たとえば健康診断では正常範囲なのに、職場に行くとストレス高血圧になってしまうケースで、このような高血圧は非常に発見しづらいものです。

仮面高血圧は家庭でも起こります。以前テレビ番組の企画で一般家庭の方に協力していただいて血圧の実験をしたことがあります。24時間計測できる血圧計を奥さんにつけてもらってどんなときに血圧が上がるのかをモニタリングするのです。するとすると驚くべきことが起こりました。朝、旦那さんが起きてきて「おはよう」と言った瞬間に、血圧がポーンと上がったのです。

ほかにも朝食時に旦那さんが食べながら新聞を広げただけでピーン。見た目にはわかりませんが、体は正直です。イライラしているのがよくわかりました。さっさと食べてもらって後片づけをしたかったのかもしれません。

奥さんはあきらめたのか、ベランダに洗濯物を干し始めました。するとよせばいいのに旦那さんが干し方にケチをつけ始めたのです。当然、血圧はものすごい数値に跳ね上がっていました。このご夫婦は決して仲が悪いわけではないのです。むしろ夫婦円満。それなのにこんなちょっとした旦那さんの行動が奥さんの「高血圧の元」になってしまっているのです。

もちろん旦那さんだけの話ではありません。奥さんが旦那さんの高血圧の元となってしまっている場合もあるでしょう。

健康で幸せな老後を送るためにも、夫婦がお互いに「高血圧の元」になってしまっていないか、この機会に考えてみるのもいいかもしれません。

ドクター池谷の熱血コラム

私も妻の血圧アップの原因に!?

「パートナーの血圧上昇の原因にならない」とはいうものの、私もえらそうなことはいえません。結婚して30年近くになりますが、いまだに妻にお小言を頂戴することがちょくちょくあるからです。

妻はきれい好きできちんとした性格。私はどちらかというと大ざっぱで、あまりいろんなことが気にならない性格です。

たとえば使った後の洗面所、「またびしょびしょになっている」と注意されて「あっ、しまった!」となります。

「次はちゃんとしよう」と思うのですが、時々忘れてしまう。私自身も妻の高血圧の元にならないよう気をつけたいと思います。

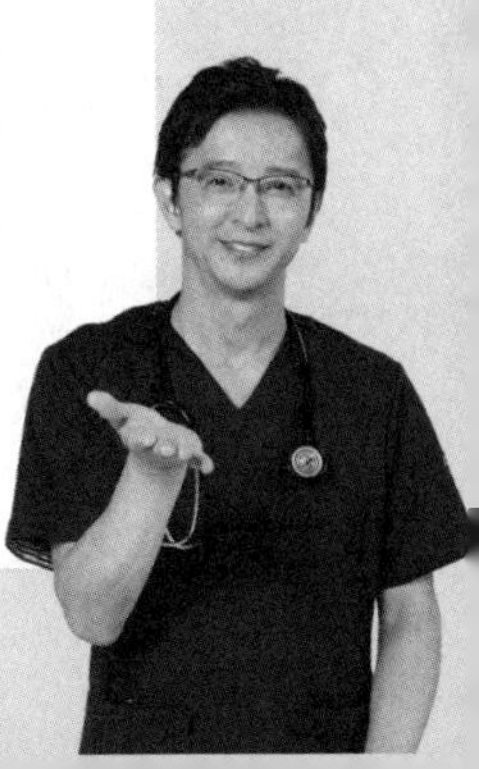

血圧急上昇を防ぐコツ 18

運動をするなら食後

早朝の運動は血圧上昇のリスクが高いと述べましたが、逆に午後から夜にかけては血圧も落ち着いてくるので運動に適した時間帯になります。

よく会社からジムに直行してトレーニングをする人がいますが、実はこれはあまりおすすめできません。仕事終わりの空腹のままで運動をすると低血糖や脱水症状に陥るリスクがあるからです。

「空腹で運動をすると体脂肪が燃える」といって、あえて空腹の状態で運動をする人がいますが、これは過度になると危険です。

運動の強度によって違いますが、筋トレであればほぼ100%、有酸素運動であっても半分は「糖」をエネルギーとして使います。体脂肪だけを都合よく使っているわけではないのです。**空腹時に激しい筋トレをすると「ハンガーノック」といって、極**

度の低血糖状態になったり、脱水とともに低血圧になったりして、失神してしまうことさえあります。

ですから運動をするなら食事を済ませ、30分から1時間ほど休んでから行いましょう。

私がおすすめしているのは、**夕食後に軽い有酸素運動をすること。**とくに食べ過ぎてしまった日は夕食後に運動をすることで、余分なエネルギーを消費することができます。

これを私は**「なかったこと運動」**と呼んでいます。食べ過ぎの日はとくに、「なかったこと運動」を積極的に行ってください。

血圧急上昇を防ぐコツ 19

冬はお風呂とトイレに要注意

冬になるとお風呂やトイレで倒れる人が増えます。これは急な温度差が原因で、血圧が急に変動するからです。

とくにお風呂はリスクが高いです。まず寒い脱衣所で裸になると血管は収縮して血圧が上がります。その状態で熱いお風呂に入ると、「熱い！」という刺激でさらに血圧上昇。しかし10分ぐらいして体が温まってくると今度は血管が拡張するので血圧が急降下。このときの心臓や血管にかかる負担は相当なものです。

浴室、脱衣所を暖房器具を使ってあらかじめ温めておきましょう。暖房を取り入れるのが難しければ、浴槽にお湯を張った後、ふたを開けておき、温かい蒸気を広げるといいでしょう。また、洗い場にも湯を流してタイルを温めておきましょう。

お風呂の温度はややぬるめの41度をおすすめしています。42度以上では熱過ぎて血圧が上がります。入り方もコツがあるので、次ページを参照してください。

池谷式入浴法「オヤジっぽく入って年寄りっぽく出る」

①湯船につかるときは、「あ〜〜♪」と言いながら力を抜いて入る。

よく温泉などでオジサンが「あ〜〜♪」と言いながら入っていますよね。あんな感じです。勢いよく入ると交感神経が刺激されて血圧が上がりがちです。脱力して入ることで急な血圧上昇を防ぎます。

②湯船から上がるときは、膝に手を当てて軽く腰を曲げて、頭を下げる。その姿勢から、「どっこいしょ」と言いながらゆっくり立ち上がる。

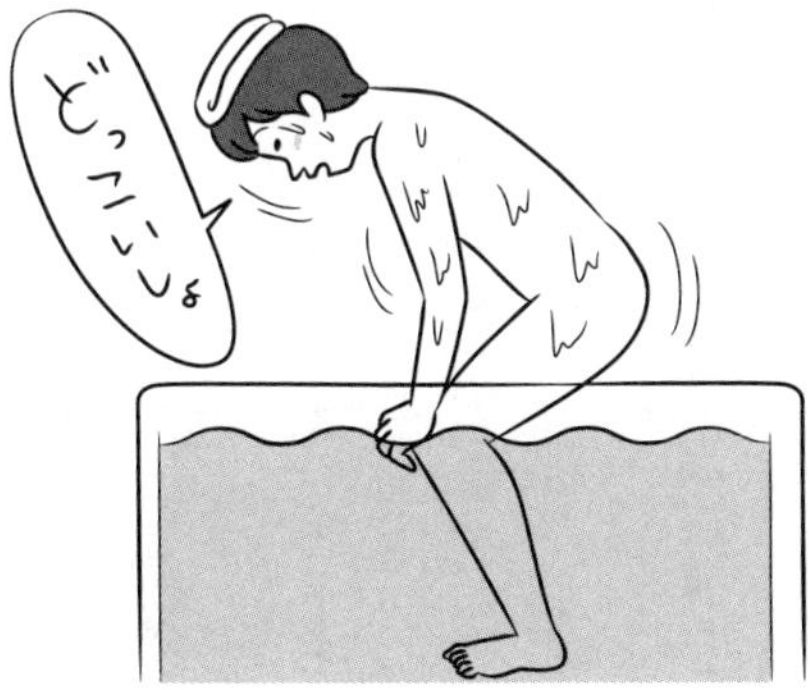

湯船につかって体が温まると血管が広がり、血圧が下がっています。そんなときに急に立ち上がると、脳（頭）に血液が行かずにいわゆる脳貧血を起こす危険性があります。倒れて頭を打ったら脳挫傷を起こしかねません。若い人でも危険です。

だからゆっくり立ち上がって、脳に血液が昇っていく時間を作ってあげる必要があります。

膝を曲げて相撲の「そんきょ」のような姿勢を取って足の血管を収縮させることで血液が心臓に帰ってきて循環が始まり、脳に血が行きやすくなります。

そこから「どっこいしょ」と言いながら立ち上がると、ちょうどいい感じで、ゆっくり立ち上がることができるのです。

またトイレはトイレ用の暖房器具を導入するのがいいと思います。

最近は専用の暖房器具がリーズナブルな価格で売られていますから、一度検討してみてください。

血圧急上昇を防ぐコツ 20

お酒を飲んだらお風呂には入らない

お酒と入浴はもともと相性がよくありません。

社員旅行や団体旅行で温泉に行って、宴会で盛り上がり、その勢いで温泉に入って倒れるという人は後を絶ちません。

お酒を飲むと血管が拡張して血圧が一時的に下がります。そこで熱いお湯に入った瞬間、血管が収縮して血圧が急上昇し、脳卒中を起こすなどという可能性もあります。あるいは体が温まることによってさらに血圧が下がって、意識を失う場合さえあります。

とくにたくさんお酒を飲んだ日はお風呂は控えましょう。

どうしても汗を流したいという場合は適温のシャワーで済ませることをおすすめします。

ただし晩酌程度であれば、1~2時間程度の間隔をあければお風呂に入ってもいいでしょう。

また飲み過ぎた翌日、「熱い朝風呂に入って酒を抜こう」という人もいますが、これはとんでもないこと。

朝は血圧が上がりやすい時間帯だと述べましたが、そんなところへもっていって熱いお風呂に入ったら血圧が一気に上がりかねません。

またお酒を飲んだ後は脱水状態になっていて、血栓ができやすく、心筋梗塞、脳梗塞など血管事故のリスクを招きます。気をつけましょう。

血圧急上昇を防ぐコツ 21 いきなり寒い場所に出ない

冬は暖かい部屋からトイレやお風呂など急に寒い部屋に行くことで、血管事故が起こる可能性があると述べましたが、これは暖かい屋内から外に出るときも同じです。

とはいえ、「寒いから外出しない」というわけにもいきませんよね。

なるべく急激な温度差を避けるため、暖かい服装をする、体を温めてから外に出るなどの工夫をしましょう。

おすすめは私のオリジナルの「**モジモジ体操**」。この体操をすると本当にすぐに体が温まります。これを外出前に行ってから外に出ることで、寒さの刺激を強く受けないようにできるのです。

外出前に限らず、冬、体が冷えたときにはぜひ行ってみてください。

体を温めるモジモジ体操のやり方

腕で脇をこすることによって、急速に体を温める体操です。

子どもがモジモジしているような、ちょっとユーモラスな動きをすることがポイントです。

脇の下や鼠径部《そけいぶ》の表面には太い血管が走っています。ここを温めることで血行が促進され、急速に全身を温めることができます。

①膝を少し曲げてやや内股で立つ。
②腕を曲げて脇に軽くつける。
③腕を交互に前後させて脇をこする。
④下半身は内股をこするように軽く小走り（その場で足踏みでよい）。

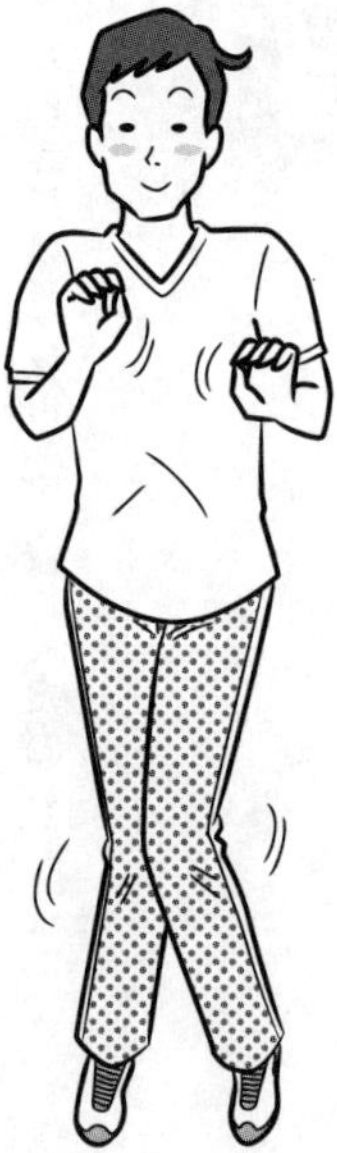

ドクター池谷の熱血コラム

寒い日の帰り道は〝コレ〟でポカポカ

冬の非常に寒い日、駅から徒歩で帰宅するときは、私はよくこの「脇の下を温めて血行促進」ワザを使っています。

どうするかというと自販機で缶コーヒーを2本買って、こっそり脇の下にはさんで帰るのです。人前で「モジモジ体操」はちょっとはずかしくてできないけれど、これなら誰にも不審に思われません。

帰ったら何食わぬ顔で妻に1本あげます。「ハイ、寒いからあったかいものを買ってきたよ」といったテイで……。

何も知らない妻は「あら、ありがとう」と言って受け取っていますが、まさか私の脇を温めてきたコーヒーなんてバレたらまずいです……。本書が妻の目に触れないことを祈るばかりです。

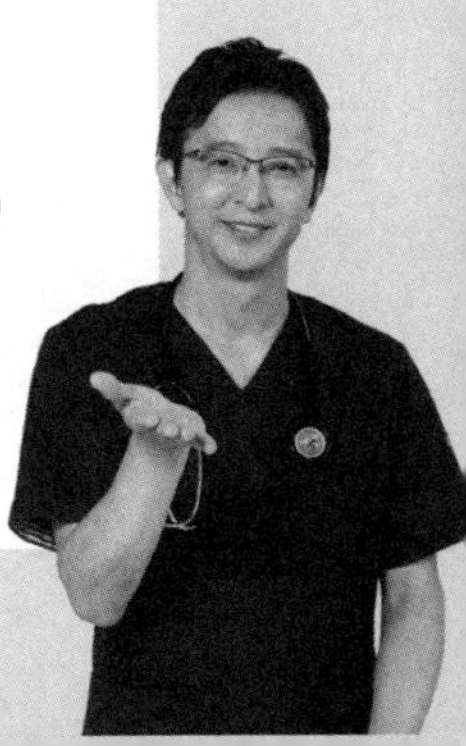

血圧急上昇を防ぐコツ 22

お酒は適量を守って楽しく飲む

お酒は適量であれば血行をよくして、末梢血管を開き、血圧を下げる働きがあります。

気分的にもリラックスして副交感神経が働きますから、その意味でも血圧降下作用が期待できます。

また適量の飲酒は動脈硬化の予防に役立つという調査結果も出ています。

それはあくまで「適量」を守った場合で、飲み過ぎは高血圧を招きます。

私も大の日本酒好きです。ワインやウイスキーもよく飲みます。でも翌日の診察を考えると量は自然とセーブされるし、連チャンもしません。

上手にアルコールとつき合って血圧を下げましょう。

お酒の種類ごとの男性の１日の適量

※女性はこの約半分

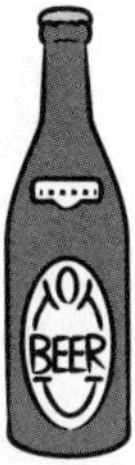

ビール

中瓶１本程度

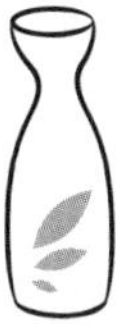

日本酒

１合程度

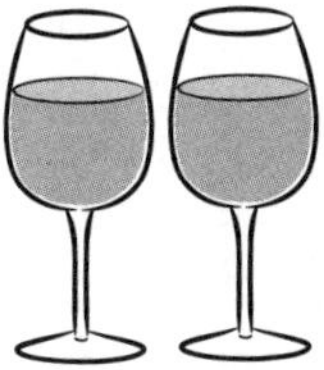

ワイン

グラス２杯程度

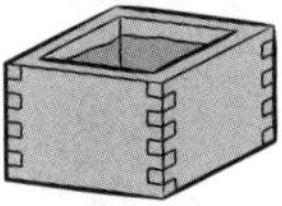

焼　酎

半合弱

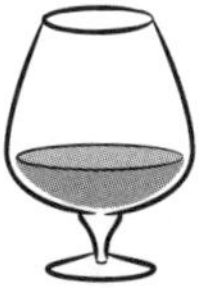

ブランデー

ダブル１杯程度

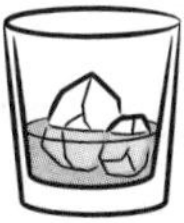

ウイスキー

ダブル１杯程度

日本高血圧学会『高血圧治療ガイドライン2019』より

血圧急上昇を防ぐコツ 23

冬は寝る前に水を飲み過ぎない

冬場は、「夜中に起きてトイレに行く」というのも気をつけたい行為です。

就寝中は1日の中でもっとも血圧が下がっている時間帯。そこに起き上がって寒いトイレに行くと血圧はどうしても上がります。

自然現象だから仕方がない面もあるのですが、なるべく夜中にトイレに起きない工夫をしましょう。

とくに気をつけたいのは**就寝直前にむやみに水分を取らないこと**です。

よく「脱水を防ぐために寝る前に水をコップ1杯飲んで寝る」という人がいます。これ、夏はいいのですが、冬の夜中にトイレに起きることになるような飲み方であるならNGです。

またそうでなくても冬は冷たい飲み物を飲んだだけで血圧は上がりやすくなります。**冬には温かい飲み物がおすすめ**です。

血圧急上昇を防ぐコツ 24

睡眠時間は少々短くても「熟睡」を心がける

睡眠をしっかり取ることは体内リズム、自律神経を整える上でとても大事なことです。交感神経が高まったままではなかなか血圧は下がってきません。

とはいえ、睡眠時間が十分に取れないのは多くの方の悩みだと思います。

その場合は睡眠時間が少々短くても「熟睡」を目指しましょう。

安眠のためにはナイトウエア、寝具、部屋の温度なども重要です。

また、夜勤などやむを得ず昼夜が逆転してしまう人は、就寝時刻にかかわらず、できるだけ起床時刻を一定に近づけるようにすることが大切です。自律神経と連動する体内時計のズレを少なくできるからです。

ちなみに、睡眠時間が5時間未満になると高血圧のリスクが高まることがわかっています。

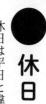

休日 WEEKEND & HOLIDAY

休日は平日と違って、時間に追われたり、緊張することが少ないもの。血圧もさぞや安定……と思いきや、**思わぬ血圧アップにつながる行動があるものです。**チェックしておきましょう。

血圧急上昇を防ぐコツ 25 休日も同じ時間に起きる

休日は思いきり朝寝坊して、平日の睡眠不足を解消……という人も多いかもしれません。

しかし休日であっても朝は決まった時間に起きたほうがいいと私は考えています。

私たちの体には日中活動して、夜は休息するという「体内時計」がありますが、これは「時計遺伝子」というＤＮＡがつかさどっています。

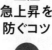

ところがこの時計遺伝子のリズムは24時間よりやや長いとされています。これをリセットすることが大事です。リセットのために一番いいのが朝起きて朝日を浴びること。朝ご飯を食べるのもいいのです。

休みの日など2時間以上起きる時間が違うと「時計遺伝子」の動きがずれてしまいます。

時計遺伝子の乱れは自律神経の乱れ。血圧を安定させるためにも、一定の時間に起きることは大事です。

血圧急上昇を防ぐコツ 26

ゴルフで血圧上昇をさせない

ゴルフが趣味という人は多いと思います。私もゴルフは好きです。

ところがみなさんにとって休日の楽しみのはずのゴルフが、思わぬ「血圧急上昇スポーツ」になってしまう場合があります。

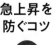

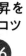

まずゴルフは早朝から出発することが多いものです。すると睡眠不足になりがち。そして仲間と一緒に行いますから、どうしても「誰よりも飛ばしてやろう」「あいつに負けたくない」という気持ちが働きます。

これらはすべて交感神経を刺激し、血圧を上げる原因になります。

実際に力みやすいスタートホールでの第一打目や、最後のパットを決めるグリーン上では血管事故が増えています。

ゴルフでさらによくないのが、昼食時にアルコールを口にすること。午前中のプレーで血圧が上がっているところに、アルコールが入ると急速に血圧が下がります。これは非常に心臓と血管に対して負担をかけます。

そうでなくても午前中のプレーで水分補給が不足しがちなところにもっていって、アルコールを飲んだら脱水を起こし、心筋梗塞、脳梗塞の引き金となります。

さらにプレー後にはお風呂に入ることも多いですね。お風呂の項で説明したように、これも血圧の乱高下を呼びます。

楽しい趣味のはずのゴルフで健康を害したら何もなりません。でもこうしたリスクを知っているのといないのでは大違いです。

趣味なのですから、ちょっとぐらいスコアが悪くてもいいではありませんか。血圧を急上昇させないよう、リラックスしてゴルフを楽しみましょう。

血圧急上昇を防ぐコツ 27 ギャンブルはほどほどに

休日といえば、パチンコや競馬などのギャンブルでストレス解消という人もいるでしょう。

しかしギャンブルは負けてイライラ、勝ったら勝ったで大興奮。どっちにしても血圧は上昇。実に血圧によくないものです。

実際にかつて、パチンコで「フィーバー」がブームだったころ、心筋梗塞を発症してパチンコ店からそのまま搬送されてきた患者さんが結構いました。

ギャンブルをやめましょうとはいいませんが、血圧のことを思いやりつつ、ほどほどに楽しみましょう。

第5章

ワンランク上の知識！

あなたの血管の状態がわかる「3つの数字」

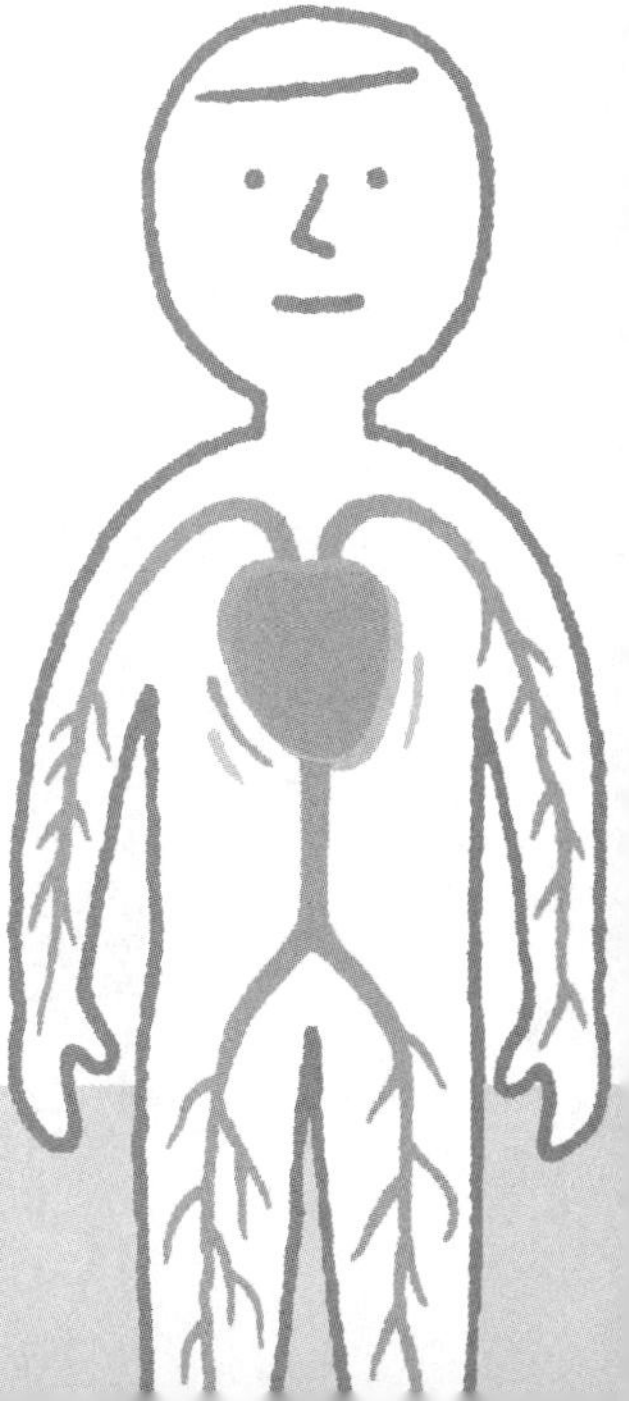

「平均血圧」「脈圧」「脈拍」で動脈硬化の進行度まで見える！

第1章で「中心血圧」という新しい概念をご紹介しましたが、このほかにも最近注目されている指標があります。それが**「平均血圧」「脈圧」「脈拍」**という3つです。この3つを知ることで、あなたの血管の状態が今どうなっているか、読み解くことができるのです。

第1章では動脈硬化の進み具合はメタボの数値で推測できると述べましたが、**この3つの数字で動脈硬化の状態や血管の若さなど、さらに詳しく知ることができます。**しかもこの3つは家庭用血圧計で測った数値から割り出せます。ぜひ、ご自身の数値と照らし合わせながら読んでください。

「自分の体は今こうなっているのか！」と、驚きの発見があるかもしれません。あなたの体の内部（＝血管）で何が起こっているのか、私と一緒に「探検」していきましょう！

上と下の血圧の差は大きいほうがいい？ 小さいほうがいい？

平均血圧というと、「毎日の血圧の平均のことですか？」と誤解されることも多いのですが、そうではありません。

「上の血圧」と「下の血圧」の平均値のことです。というと、上と下を足して2で割る……と思うかもしれませんが、これも違うのです。

心臓が1回拍動して生じる血圧は、波形で描くと、ビルではなく山のシルエットのような形になります。この山を上下同じ面積になるように分ける線は山の頂上と麓《ふもと》の中間ではなくもう少し低い位置になります。

平均血圧は正確には動脈の波形を積分して求めますが、通常次のような計算式から推定されます。

平均血圧 ＝ 下の血圧 ＋（上の血圧－下の血圧）÷3

たとえば上の血圧が140で、下の血圧が80の人は、「80＋（140－80）÷3＝100」となります。

「平均血圧」でわかることは？

平均血圧は、**「末梢血管の動脈硬化」**の状態に強い影響を受けて変化します。

心臓からは「ドキン！ ドキン！」と血液がリズミカルに送り出されていますが、血管が枝分かれして末梢に行くにしたがって、「ドキン！ ドキン！」のリズムは伝わってこなくなり、血液は一定の圧でゆったり、平地の川のように穏やかに流れます。

この末梢血管にかかる「一定の圧」こそが「平均血圧」の示すものなのです。

ですから、**「末梢血管が流れにくい状態」にある、つまり動脈硬化を起こしているほど、平均血圧は高くなると考えられます。**

逆に平均血圧が低ければ、末梢血管の流れがスムーズで、動脈硬化が起きていない状態と考えることができます。

平均血圧と脈圧

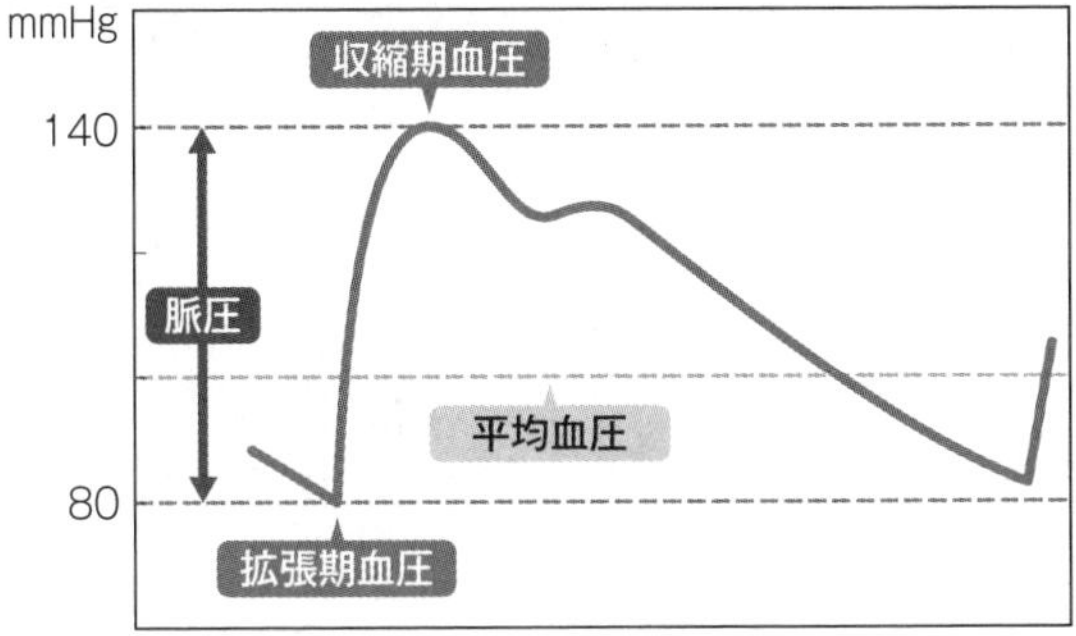

平均血圧の基準値は「**110**」と考えられています。これ以上であれば、末梢血管の動脈硬化を疑ったほうがいいでしょう。

動脈硬化は「細い血管」↓「太い血管」の順で進む！

動脈硬化は通常、全体的に見て「**細い血管**」から「**太い血管**」へと進行していきます。加齢に伴って末梢の細い血管のみならず中枢の大動脈までもが動脈硬化になり厚く硬くなっていきます。

そしてこの太い血管の動脈硬化の状況を知る手掛かりとなるのが「**脈圧**」です。

「脈圧」とは、一言で言ってしまえば、**心臓**

が血液を送り出すときに生まれる圧です。

脈圧は「上の血圧から下の血圧を引く」ことで得られます。

上が140、下が80の人は、「140－80＝60」です。

脈圧が大きければ大きいほど、心臓の負担は大きいということになります。基準となる数字は60です。**これ以上になると太い血管の動脈硬化が疑われます。**

年を取ると「上の血圧は上昇」「下は下がる」理由《ワケ》

60歳を過ぎると「上の血圧は高くなるけれど、下の血圧が低くなる」という現象が起こってきます。

たとえば上が170、下が80などといった数値を示す人がいます。

これをもってこのように考える人がいます。

「私は上の血圧は170と高いものの、下は80と正常値の範囲内だからちょっと安心だ」

「自分は、上は高いけれど、下が低いから、大丈夫」

実はこれは大きな間違いです。

「上が170、下が80」の人は平均血圧が110、脈圧は90と基準値を大きく上回ってしまっています。

これは、**末梢血管も太い血管もともに動脈硬化がかなり進んでしまっている可能性**があります。

「下の血圧が低いから安心」と、切り離して考えるのではなく、上の血圧とのセットで見ていく必要があるのです。

重要ポイント

平均血圧＝末梢血管の動脈硬化の目安…基準値は110
脈　　圧＝太い血管の動脈硬化の目安…基準値は60

上と下の血圧の「差」が大事！

年を取ると「上の血圧」が上昇するのに対し、「下の血圧」が下がっていくというのは一見、謎の現象のようですね。これはどういうことなのでしょうか。

これを知っていただくには下の血圧、「拡張期血圧」について、もう少し説明する必要があります。

第1章で述べた通り、心臓は収縮と拡張を繰り返して血液を全身に送り出しています。

心臓はギュッと収縮したときに血液を押し出しますが、このときの血圧が「収縮期血圧」（上の血圧）、拡張したときの血圧が「拡張期血圧」（下の血圧）でしたね。

しかし収縮したときに、すべての血液が全身に送り出されるのではなく、大動脈が弾力で膨らむ形になって、ここに一部がためおかれます。

そして心臓が拡張すると、今度は膨らんだ大動脈が元に戻り、ためてあった血液が送り出されるのです。このときの血圧が「拡張期血圧」です。

人間の体は本当によくできていて、こうやって全身に常に途切れることなく、血液を送り届ける仕組みになっているのですね。


しかし心臓が収縮して血液を送り出したとき、**大動脈が動脈硬化を起こして弾力性がなくなっていると、十分に膨らむことができず、血液をしっかりため込むことができません。**すると心臓から送り出された血液は一気に末梢へと向かって流れて上腕の収縮期血圧が大きく上昇します。

また、心臓が拡張する際は、大動脈から末梢血管へと送る血液が少なくなるので、ためた血液を全身に押し出す力も弱くなり上腕の拡張期血圧が低くなります。

つまり**大動脈の機能が衰えたがために、収縮期血圧（上の血圧）は高くなり、拡張期血圧（下の血圧）が低くなる**のです。

その結果、脈圧が大きくなります。このため、脈圧は太い血管の動脈硬化の指標となるのです。

脈圧が高い人の体内で起きている怖～いこと！

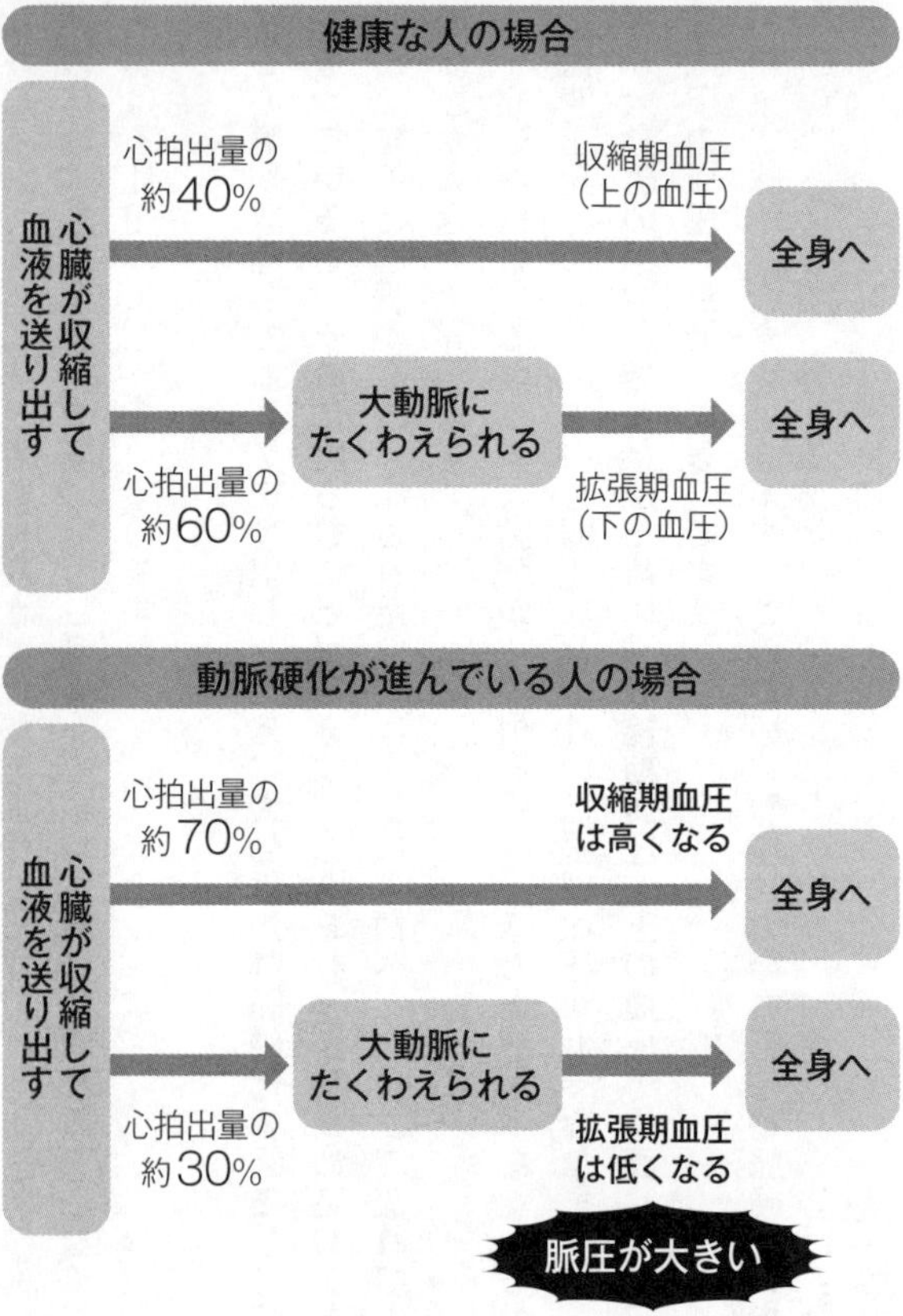

出典：『血圧が気になる人が読む本』（桑島巌 監修／小学館）より

「脈拍数」が高いと突然死のリスクがアップする⁉

血圧を測るとき「脈拍数」も計測されますが、みなさん、この数字に注目したことってありますか？

脈拍数とは1分間に何回脈を打つかという値です。

実は、**「安静時の脈拍数」が寿命と大きく関係している**ことが最近わかってきています。

とくに起床時、安静時の脈拍数が高い人は突然死のリスクが高いというのです。

東北大学の研究グループが2004年、岩手県大迫《おおはさま》町（現在は花巻市）で行った調査によれば、血圧が正常であっても**心拍数が1分間に70回以上の人は、そうでない人に比べて、心臓病による死亡リスクが約2倍になる**というのです。

脈が寿命と関係するなんて、ちょっとビックリしてしまいますね。とくに起床時、安静時の脈拍が70以上という人は気をつけたほうがいいです。

脈拍は交感神経が優位になると上がり、副交感神経が働くと下がります。

運動をしたり緊張をしたりすると、誰でも脈は速くなりますが、脈が上がるということはそれだけ心臓に負担をかけていることになります。

起床時、安静時まで脈が速いということは、心臓や血管にずっと負担をかけ続けているということなのです。

その結果、動脈硬化が引き起こされ、脳卒中などの血管事故につながりかねません。ということは、**脈拍をなるべく上げない生活をすることが肝心**ということです。

脈拍の正常値は年齢によって異なりますが、だいたい1分間に60〜80回の人が多いです。定期的に運動をしている人はもっと低い場合もあります。私も安静時は50台です。

脈はストレス、過度の飲酒、喫煙、疲労、肥満、糖尿病などがあると上がりやすくなります。

要は本書で述べている**「末梢血管を開いて血圧を下げる生活」を実践することによって、自律神経のバランスを整えることができれば脈拍も落ち着いていく可能性が高**

脈拍数の目安（安静時）

年　齢	脈拍数（回／分）
新生児・乳児	120 ～ 140
1 ～ 3歳（幼児）	90 ～ 120
4 ～ 12歳（学童）	80 ～ 90
13 ～ 20歳（青少年）	70 ～ 90
成　人	60 ～ 80
高齢者	60 ～ 70

※一般的に年齢が低いほど脈拍数は多くなり、高齢者は徐脈を呈することもある。
※性別では女性のほうが男性よりやや多い傾向がある。
※運動時、精神的興奮時、入浴時、食後などでは脈拍数は増加する。

出典：『ハローキティの早引き急変・救急看護ハンドブック』（有賀徹 監修／ナツメ社）より

いということです。

なお、脈が速いからといって必ずしも血圧が高いとは限りません。一般的には血圧が高いときには脈が遅く、逆に血圧が低いときには脈が速くなるように、血管の圧センサーが心臓の拍動数をコントロールするシステムが働いています。ところが、ストレスホルモンなどの影響によって交感神経の緊張が高まっていると高血圧とともに脈拍数が増加する状態となり、このようなケースでは突然死のリスクはより高まるという報告があります。

毎朝血圧を測るときにはぜひ「脈拍」にも注意してみてください。

第6章

いい医師の選び方は？　服用のコツは？

「高血圧の治療」と「高血圧が引き起こす病気」

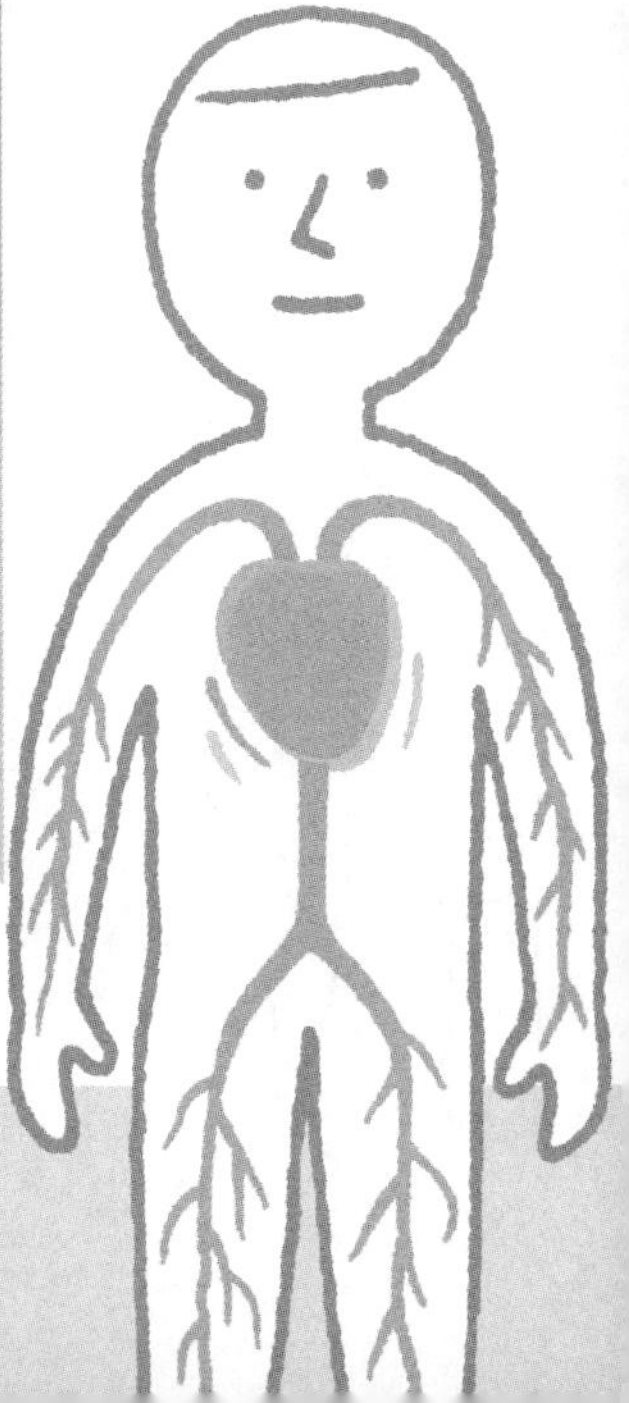

もっと知っておきたい！
高血圧がなぜ体に悪いのか？

本章では**高血圧が引き起こす病気、治療（薬）について**述べていきたいと思います。高血圧で治療を受けている人でも、高血圧がなぜよくないのかよくわからないままに漠然と薬を飲んでいるという人も少なくありません。

病気の話は誰にとっても楽しいものではないでしょうが、正しい知識を持つことで不安は減るものです。

ちゃんと医師から説明を受けたという人や「なんとなく知っている」という方もいらっしゃると思いますが、整理する意味でも一通り目を通してみてください。

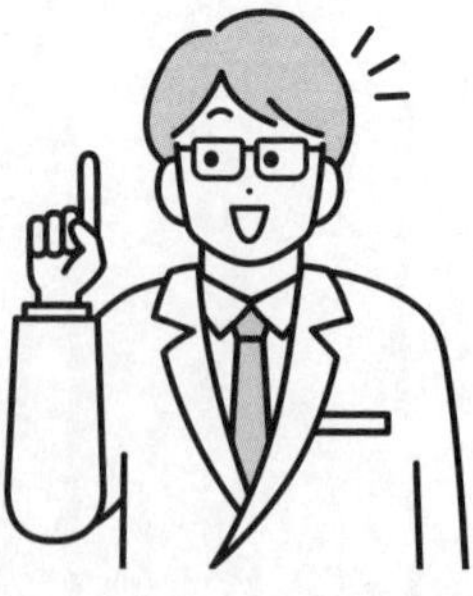

「高血圧になりやすい人」「なりにくい人」

なぜ高血圧になるのか、**高血圧の原因**は何でしょうか。

実は、高血圧には2種類あって、**「原因がわかっているもの」**と**「ハッキリしないもの」**があります。

まず原因がわかっている高血圧は**「二次性高血圧」**と呼ばれます。

これは、病気が原因で高血圧が起きているもの。

たとえば腎臓機能が低下すると高血圧になります。ホルモンの異常でも高血圧は起こります。

この場合は病気を治療して原因を取り除くことで、高血圧が改善できます。

これに対して原因がはっきりしないものは**「本態性《ほんたいせい》高血圧」**といって、実に9割以上を占めます。

ただし、原因不明とはいえ、遺伝的要素と生活習慣が関係していることがわかっています。

遺伝的要素とは文字通り、両親から受け継いだものです。

両親のどちらか、あるいは両方が高血圧の場合、子どもが高血圧になる確率は高くなります。

「うちの親は両方とも高血圧で薬を飲んでいるから、自分が高血圧になっても仕方がない」という方、決して悲観することはありません。

本書に書いてあることを実践して末梢血管を開けば、高血圧の発症を防いだり、あるいは血圧を下げることに役立つのです。

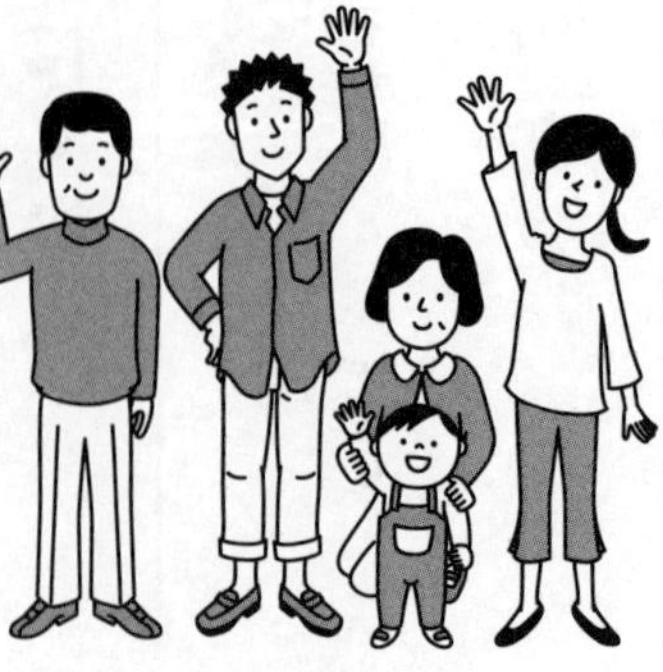

動脈硬化の進み具合には「男女差」がある

年を取れば誰でも動脈硬化が起こると述べましたが、実はこれには**「男女差」**があります。

男性は20歳ごろから動脈硬化が始まりますが、早い人は40代には立派な（?）動脈硬化になってしまいます。脳卒中や心筋梗塞で倒れる人が増えてくるのもこのころからです。

一方、女性はどうかというと、**女性ホルモン（エストロゲン）に血管をしなやかに保つ作用があるため、男性に比べて動脈硬化の進行が遅い**のです。女性の血管は男性に比べて10~20歳若いといわれます。

ただし、更年期を過ぎると動脈硬化が進み、男性並みに高血圧が増えてきます。

あなたの高血圧は「パンパン型」？それとも「ギュウギュウ型」？

一口に高血圧といっても2パターンあるのをご存知でしょうか。

血圧は、**「流れる血液の量」**と**「流れやすさ（血管抵抗）」**で決まります。血液の量が増えれば当然ながら血圧は高くなりますし、血管の抵抗が大きくても血圧は上がります。

このとき、血液量が増えて血管を内側からパンパンに広げるために血圧が上がるタイプを**「パンパン型」**、血管が狭くなり、抵抗が大きくなって血圧が上がるタイプを**「ギュウギュウ型」**といいます。

「パンパン型」の原因は、主に塩分の取り過ぎ。なぜ塩

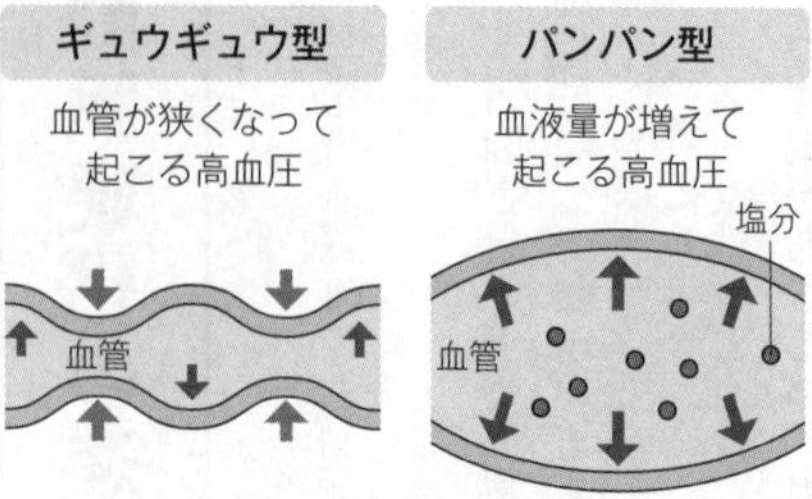

分の取り過ぎが血圧を上げるのかは93ページで説明した通りです。

一方「ギュウギュウ型」の主な原因は**交感神経の緊張**です。ストレス、寝不足、喫煙、運動不足、過度の飲酒、暑さ、寒さ、痛みなど、交感神経が緊張した状態が続くことで高血圧になります。

昔の日本人は多くが「パンパン型」高血圧でした。塩分の高い食事はしているけれど日常生活で歩くなど運動量が保たれ、末梢血管を開くチャンスが多かったことが考えられます。

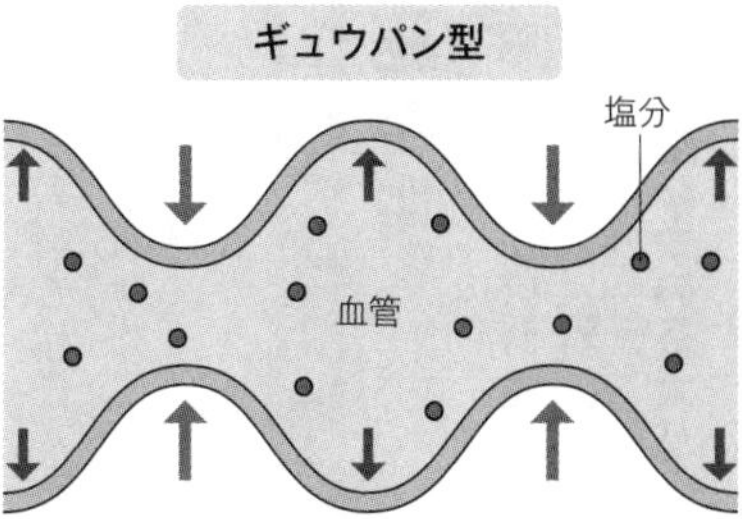

ところが現代人は塩分の多い食事をしている上に、運動不足、ストレス、寝不足など生活習慣が乱れており、末梢血管が収縮する傾向が強いのです。その結果「ギュウギュウ型」と「パンパン型」のハイブリッド型である**「ギュウパン型」**になってしまっているケースが多いのです。

ですから食事を含めた、生活習慣全般を見直すことが必要となっているのです。

脳卒中、心筋梗塞……高血圧が引き起こす病気

さて、ここからは高血圧が引き起こす病気について、簡単に説明していきましょう。

高血圧の引き起こす病気は命に関わる危険なものが多いと述べました。こうした病気を予防するためにも、しっかりした知識を持っておきましょう。

高血圧が引き起こす病気①

脳卒中

脳の血管が破れたり、詰まったりして起こる症状です。脳卒中は脳の血管が詰まる「脳梗塞」と、脳の血管が破れる「脳内出血」、さらに「くも膜下出血」に分かれます。そして**脳卒中の最大リスクファクターが高血圧だと考えられています。**

脳梗塞は、血栓が詰まって脳細胞が死んでしまうもの。

脳内出血は脳内の細い血管が破れて出血するものです。

くも膜下出血は、脳を包む膜であるくも膜の下に走る血管にできたコブが破れて起こります。

脳卒中は命に関わる病気であり、日本における死亡率（死因順位）はガン、心臓病に次いで第3位です。命が助かっても意識障害、言語障害が残ったり、半身の運動障害などが起こったりします。

高血圧が引き起こす病気②

心筋梗塞・狭心症

心筋（心臓の筋肉）に栄養を送るのは「冠動脈」という動脈で、心臓の表面に巻きつくように走っています。

この冠動脈が動脈硬化を起こし、血管が狭くなると、心臓を動かす血液が不足してしまいます。このため心臓が不調を起こして痛みを感じるのが狭心症です。

また冠動脈の動脈硬化によってできた血管壁のコブ（プラーク）が傷つくことによ

り、血栓が生じて血管が詰まってしまうと、心筋が壊死《えし》してしまいます。これが心筋梗塞や心不全、不整脈を引き起こして突然死の原因となります。日本での心臓病による死亡率はガンに次いで第2位です。

高血圧が引き起こす病気③

心不全・心肥大

高血圧が続くと、心臓に負担がかかり続けるため、心筋はだんだん厚くなって「心肥大」が起きます。さらにポンプとしての機能が衰えてしまうと「心不全」となります。

筋トレを続けると腕や下肢の筋肉が太くなっていくのと同じです。ただし、**心臓の筋肉は他の筋肉と異なり、ひとたび肥大すると圧が低下したとしても通常は元の厚さには戻らないと考えられているのです。**

初期のうちは心筋の壁が厚くなり、心臓の内壁（心室）が大きくなることで血管の圧（血圧）に対応して血液を送り出しますが、やがて力つきて心臓の筋肉の拡がりやすさが失われ、やがて収縮する力も弱り、ポンプとしての能力が失われてしまうのです。これが心不全の状態です。息切れや動悸などの症状が現れ、生活の質が低下します。心不全は日本人の死因の第2位の心疾患の多くを占める病態です。

高血圧が引き起こす病気④

腎不全

腎臓は血液をろ過して老廃物を除去し、尿として排出します。ろ過をするのは「糸球体」という毛細血管ですが、この糸球体が高血圧によって動脈硬化を起こすと、腎臓の機能が低下します。これが「腎硬化症」です。

腎硬化症になると塩分や水分の排出が滞り、さらに血圧が上昇。症状が進むと「腎不全」を起こします。最終的には人工透析を必要とするようになります。

腎不全も日本人の死因第8位に入っています。

高血圧が引き起こす病気⑤

糖尿病

高血圧と糖尿病は非常に関わりが深く、糖尿病の人は高血圧になりやすく、また高血圧の人は糖尿病になりやすいという関係にあります。事実、糖尿病の人の4～6割が高血圧ともいわれます。

糖尿病の多くを占める2型糖尿病は、すい臓から分泌されるインスリンの血糖値を下げる働きが低下し、ブドウ糖の利用が悪くなることから発症します。

このような状態を「インスリン抵抗性《ていこうせい》」と呼びます。要はインスリンの効き目が悪くなった状態です。この状態ではすい臓はインスリンをたくさん出そうとします。

実は、**このインスリンには高血圧の一因となるナトリウムを体内にため込む作用もあります**。

そのためインスリン抵抗性によって、糖尿病とともに高血圧も合併しやすいということが近年の研究でわかってきたのです。

高血圧と糖尿病を合併すると動脈硬化が一気に進み、脳卒中や心臓病などを引き起こすリスクも高くなります。

高血圧が引き起こす病気⑥

その他

高血圧は認知症を発症するリスクのひとつです。高血圧のため脳卒中を起こして、その結果認知症になることがあるのです。

また高血圧によって、血管が詰まったり、あるいは眼底出血を起こす「高血圧眼底」のリスクもあります。高血圧眼底は飛蚊症や視力低下を引き起こします。

「安全確保」のためには薬も必要です！

高血圧の治療についても述べておきましょう。

本書では生活の中で末梢血管を開いて血圧を下げるコツについて、さまざま述べてきました。

「では池谷先生は高血圧でも薬は必要ないという方針ですか？」と思われるかもしれませんが、そうではありません。

血圧の管理に関しては**「安全確保」**という考え方がもっとも大事だと私は思っています。

つまり血圧の高い人はまず薬を飲むことで、リスクを遠ざけることが必要です。

高血圧はどうしても遺伝的要素がありますから、同じ家族で血管事故が起こっている人は、やはりリスクが高いわけです。

ですから、1～2カ月の間、食事や睡眠を良好に保つようにしていても高血圧が続くようであれば、**まずは薬を使って「安全」を確保した後で、今度は薬を飲まなくていいようにさらなる体質改善、生活改善をしていきましょう**と提案をしています。

実際、当院にいらっしゃる患者さんは最初は薬を飲んでいても、生活の改善によって続々と減薬や薬断ちに成功されています。

「薬を飲んでいれば安心」の危険！

高血圧の治療に薬は必要なものですが、逆にちょっと怖いのが「薬を飲んでいるから安心」と考えてしまうことです。

みなさんのまわりで脳卒中や心筋梗塞で倒れたという方はいませんか？

そういう人は往々にして高血圧の薬を飲んでいたと

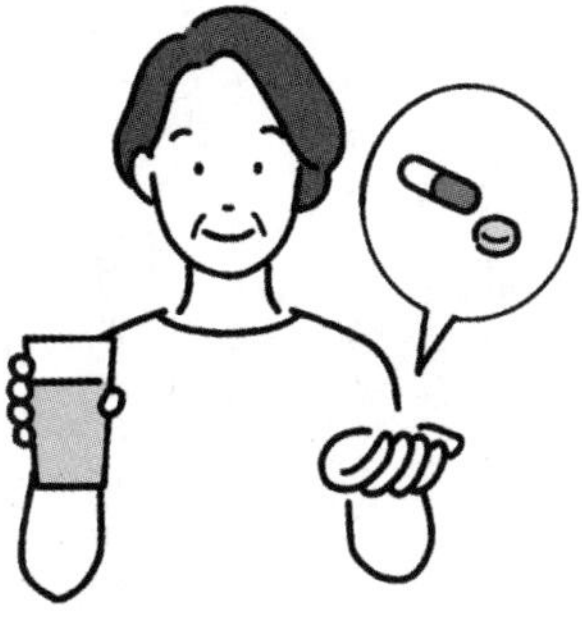

いうケースがあるものです。

これにはいろいろなパターンが考えられます。薬を飲んでいても実は血圧が正常値に保てていなかった、あるいは薬をちゃんと飲んでいなかったということもあるかもしれません。

薬を飲むなら、確実に「いい状態」を保つ飲み方をしなければいけないのですが、それができていない場合もあるわけです。

薬をちゃんと飲んでいるか、本当に効果を上げているか、今一度確認してみてください。

さらには「薬を飲んでいるから大丈夫」と安心してしまうのではなく、薬を飲んでいても生活改善は不可欠です。

そして、血圧測定を医者まかせにせず、コツコツと家庭で測定するようにしましょう。自分の正しい血圧の状態を知ることができれば、投薬不足による不十分な血圧治療のみならず、過剰な内服を避けることにもなるのです。

高血圧治療「いい医師」の選び方

高血圧の治療、薬について漠然とした不安を持っている人は多いようです。

私も講演などで地方に行ったり、あるいはメディアの取材を受けるときに、よく質問を受けます。

多いのが「高血圧の薬は一生飲み続けなければいけないのか」というものですが、これについてはすでに減薬や断薬の可能性があると述べました。

次に多いのが、「ずっと同じ薬を飲んでいるが大丈夫か」「ちゃんとした説明もないままにどんどん薬が増えていく」などといった、治療法や医師に対する不安です。

そこでここではズバリ、**「高血圧におけるいい医師の選び方」**について述べたいと思います。

まず高血圧の診断で重視すべきは、診察室で測る診察室血圧ではなく、**「家庭血圧」**です。

患者さんに家庭血圧を測ってもらって、それを軸に治療の指針を決めることが求められます。とくに**「早朝血圧」**は大事です。

外来の血圧が高くても、家庭血圧、とくに朝の血圧が正常値を下回ってきて、正常の中でも低めになってきたら薬を減らすタイミングと考えていいのです。

また血圧は季節によっても変動します。血圧の高くなりがちな冬は普通に薬を出すけれど、低下してくる夏は減薬するなど、**患者さんの状況に応じて薬を加減してくれる先生がいい医師だと私は思います。**

中心血圧や脈圧といった新しい基準が出てきていることはすでにお話しした通りですが、そういった要素も治療に加味することが大事でしょう。

そうやって薬をアレンジした上で、生活習慣の改善のアドバイスをしてくれる医師こそが血圧治療の良医といえるでしょう。

逆に家庭血圧はチェックしない、早朝血圧も考えない、ずっと同じ薬を出している、生活についてのアドバイスが一切ないというのは、いい医師とはいえません。

実際に、血圧が下がり過ぎて立ちくらみがしているのに、ずっと同じ薬が出ている人を診て愕然《がくぜん》とすることも少なくありません。また高齢者の場合、血圧を低くし過ぎると意識がぼんやりして会話が少なくなったり、もの忘れが目立ったりするなどの老化現象が目立つようになることもあります。

高血圧の薬「夜に飲むのがベスト」と私が思う理由

それから高血圧の薬を、朝、飲むように指導されている人が多いのですが、これはちょっと古い感覚、昭和の治療（？）だと私は思います。

すでに述べたように血圧治療においては早朝高血圧にもっとも注意しなければいけません。

それを考えれば**朝起きて、朝食を取ってから薬を飲んでももう遅い**のです。

飲んだ薬は肝臓を通って血中に流れて全身に作用します。薬が効いてくるまでの時間を考えると、もっとも血管事故が多いとされる起床後1時間の血圧を安定させるためには薬効が間に合わなくなる可能性が高いのです。

また、1日1回の薬は1日中、作用する仕組みになっていますが、飲んでから時間がたつと血中濃度は当然、低くなっていきます。

血管事故の起こりやすい早朝に最大の効果を発揮するためには、**夜飲むのが一番いい**と私は考えます。

また朝に降圧剤を飲んでしまうと、11時から14時ぐらいの時間帯にもっとも血中濃度が高くなって、血圧が低くなります。普通、この時間は仕事をしていたり、家事をしたりと、活発に動く時間帯ですよね。一番活動しているときに立ちくらみがしたり、めまいがしたりするなんてことになりかねません。

その意味でも夜飲むのが血圧の安定のためにはベストなのです。これはちゃんとエビデンス（医学的・科学的根拠）もあります。

「朝」というのは、朝食後に飲むことにすれば忘れにくいというだけのことです。でも朝食を取らない人も多い今の時代には即していないと思います。

実際、私は高血圧の患者さんのほぼ9割に降圧剤を夜飲むように指導しています。

ただし、降圧利尿剤など、尿量を増やす作用を有するものは、朝に内服すべき薬です。

「家庭血圧」を測ろう！

「診察室血圧」「白衣高血圧」という言葉を聞いたことがある人もいらっしゃるでしょう。どうしても病院や健康診断では緊張して血圧が高めに出てしまいがちです。

高血圧の診断基準は140／90だと述べましたが、実はこれは診察室血圧の数値です。

家庭で安静時に測る血圧（家庭血圧）はこれより低く出るため、135／85が基準となります。

実はこの家庭で測る「家庭血圧」こそが重要なのです。

日本高血圧学会のガイドラインでも**「診察室血圧と家庭血圧との間に診断の差がある場合、家庭血圧による診断を優先する」**とうたわれています。

家庭で早朝血圧を測って記録して、それを医師に見せることで血圧が正しく評価できて、治療方針が決まるわけです。その結果が良ければ減薬や断薬などの相談もできます。

家庭血圧を「135／85未満」に持っていくことを目標にしましょう。

「家庭血圧」の正しい測り方

家庭血圧は朝と夜の決まった時間に、心身ともに落ち着いた状態で測ることが大事です。

まず朝は起きてから1時間以内、トイレを済ませたのち朝食前に測りましょう。

「朝起きてラジオ体操をします」とか、「庭に出て植木に水やりをする」などの習慣がある人もいるかもしれませんが、大きな活動をする前に測ってください。すでに述べた

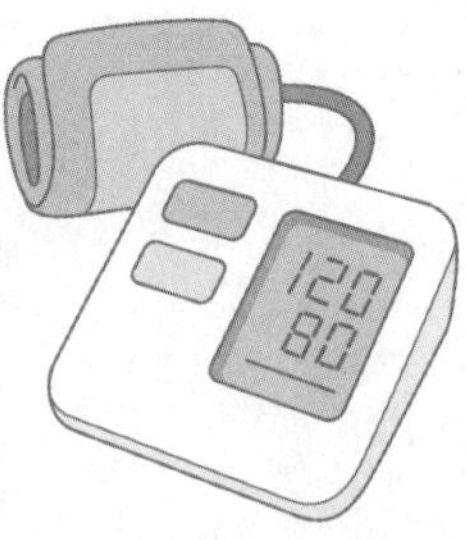

ように朝の血圧を知ることは、血圧の管理においてとても大事です。夜は就寝前に測りましょう。夕食、入浴から1時間はあけることが理想的です。いずれも2回測って平均値を出し、それを記録しましょう。

ワンポイントアドバイス

「家庭血圧といってもちゃんと測れているか心配」という人もいますが、最近の家庭用の血圧計は非常に精度が高くなっています。説明書の通りに、正しい姿勢で測れば大丈夫です。

血圧計をこれから買うという方がいらっしゃるかもしれません。そんなに高機能なものを買う必要はなく、1万円も出せば十分にいいものが買えます。いろいろな機能がついていても使いこなせない場合もあります。自分が使いやすいものを選びましょう。

重要なことは、必ず「上腕」に巻いて測るものを買うこと。指や手首で測るものもありますが、誤差が大きいので私はおすすめしません。

ドクター池谷の熱血コラム

私の血圧を公表します！

「末梢血管を開いて血圧を下げましょう！」と力説してまいりましたが、「では池谷先生の血圧はどうなのですか？」という質問をされそうです。

このような本を書いていながら、「実は私も高血圧で……」というのでは格好がつきませんね。

私の血圧は上が１００から１１４で下は70から75。年齢を考えてもかなり低いほうです。脈拍数も少なく、安静時で40から50ほどです。もちろん薬は飲んでいません。もともとの体質もあるのですが、これぞ「末梢血管を開く生活」の賜物といえるかもしれません。

私はお世辞も含めてでしょうが、「お若いですね！」とおほめいただくことがあります。でも見た目というよりも、血管年齢が若い（30歳です）ことがちょっとした私の自慢でもあります（笑）。

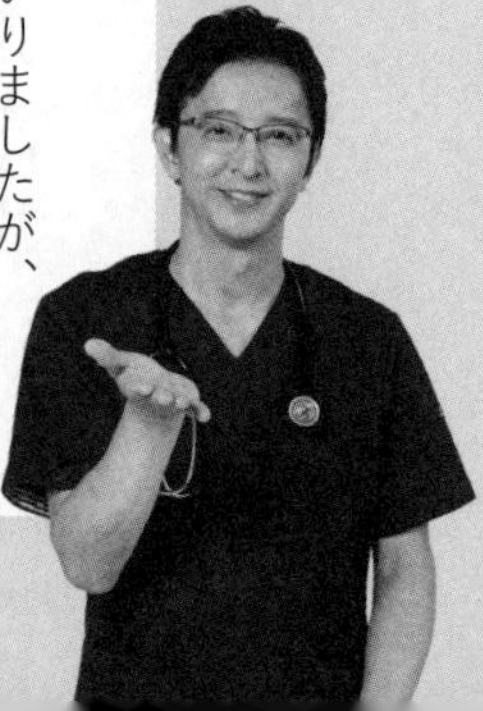

あとがき

血圧の管理は、日々の生活において自分と向き合う行為そのものといってもいいと思います。

本書の冒頭で「血圧の基準」について述べました。血圧の基準はエビデンス（医学的・科学的根拠）に基づいて算出されます。ただそれは何万人、何十万人かのデータであって、必ずしも全員に当てはまるわけではありません。たとえば少し高めぐらいが調子がいいという人もいれば、かなり低いけれど元気で長生きしている人もいるわけです。

ですから、日々の血圧を測って、自分の体調と照らし合わせながら、健康管理をしていくことが大事だと思います。もちろん高血圧と診断を受けている方は、本文で述べたような、いい主治医を見つけて相談することも必要でしょう。

しかし血圧管理においては、あなた自身が自分の「主治医」です。

本書で述べたさまざまなコツを、日常生活において長期にわたって実行していくことがなにより重要なことです。

「長期」というのは、1年、2年の話ではなく、本当に10年、20年のスパンです。

でも本書に書いた「末梢血管を開いて血圧を下げるコツ」は難しいことはひとつもありません。日常生活の中で無理なく、楽しく続けられるものばかりです。

血圧は時間によっても、言動によっても、刻々と変化するものであり、それを認識した上で、いたずらに血圧を上げない、脈拍数を上げないという生活を送ることが大事なのです。

ひとつひとつは「ちょっとしたこと」でも、それを10年、20年積み重ねていくことによって、将来の血管事故を防ぎ、健康長寿を手にすることができるのだと思います。

本書に書いてあることを実行されることで20年、30年、その先のあなたが健康で充実した日々を送ることができていれば、私も医者冥利に尽きます。


本書は、小社より刊行した単行本を文庫化したものです。

池谷敏郎（いけたに・としろう）
医学博士。池谷医院院長。

1962年東京都生まれ。東京医科大学医学部卒業後、同大学病院第二内科に入局。1997年、池谷医院理事長兼院長に就任。専門は内科・循環器科。現在も臨床現場に立つ。血管、心臓、血圧などの循環器系のエキスパートとして、数々のテレビ出演、雑誌・新聞への寄稿、講演など多方面で活躍中。東京医科大学循環器内科客員講師、日本内科学会認定総合内科専門医、日本循環器学会循環器専門医。テレビ番組『深層NEWS』（BS日テレ）、『金スマ』（TBS）、『健康カプセル！ゲンキの時間』（CBCテレビ）などに出演し、わかりやすい医学解説が好評を博している。

著書に『「血管を鍛える」と超健康になる！』（三笠書房《知的生きかた文庫》）、『体内の「炎症」を抑えると、病気にならない！』（三笠書房）、『50歳を過ぎても体脂肪率10％の名医が教える　内臓脂肪を落とす最強メソッド』（東洋経済新報社）など、数々のベストセラーがある。

知的生きかた文庫

「末梢血管《まっしょうけっかん》」を鍛《きた》えると、血圧《けつあつ》がみるみる下《さ》がる！

著　者　池谷敏郎《いけたにとしろう》

発行者　押鐘太陽

発行所　株式会社三笠書房

〒一〇二－〇〇七二　東京都千代田区飯田橋三－三－一

電話〇三－五二二六－五七三四〈営業部〉

〇三－五二二六－五七三一〈編集部〉

https://www.mikasashobo.co.jp

印刷　誠宏印刷

製本　若林製本工場

ISBN978-4-8379-8848-9 C0130

C20040